全国高职高专医药院校课程改革规划教材

供高职高专护理、助产专业使用

案例版™

健康评估实验实训教程

主　编　刘旭东　王绍锋
副主编　金　花　刘文慧　孙永超
编　委　（按姓氏汉语拼音排序）
黄小斐（台州市肿瘤医院）
金　花（锡林郭勒职业学院）
李秀丽（九江学院）
刘　永（重庆医药高等专科学校）
刘文慧（河套学院）
刘旭东（南昌大学抚州医学院）
孙永超（济南护理职业学院）
王绍锋（九江学院）
吴俊丽（南昌大学抚州医学院）
杨泽刚（雅安职业技术学院）
张晓辉（成都大学医护学院）

科学出版社

北　京

内 容 简 介

本教材是全国高职高专医药院校课程改革规划教材之一,是为了适应健康评估课程中有关实验实训内容而编写的。本教材共包括二十二个操作项目、三个考核项目,主要包括:问诊实训、体格检查实训、心电图实训、影像学检查实训、常用实验室检查实验、心理及社会评估实训、护理诊断实训、健康评估记录实训,以及问诊技巧考核、全身体格检查考核、心电图检查考核等内容。实验实训课程的安排可根据具体情况适当调整,教师可根据自身实验实训课程教学时数和客观的实验条件加以选择。

本教材可供高职高专护理、助产等专业使用,也可供其他教育层次的相关专业师生参考。

图书在版编目(CIP)数据

健康评估实验实训教程 / 刘旭东,王绍锋主编. —北京:科学出版社,2014.12
全国高职高专医药院校课程改革规划教材
ISBN 978-7-03-042430-3

Ⅰ. 健… Ⅱ. ①刘… ②王… Ⅲ. 健康-评估-实验-高等职业教育-教材 Ⅳ. R471-33

中国版本图书馆 CIP 数据核字(2014)第 260499 号

责任编辑:邱 波 / 责任校对:朱光兰
责任印制:肖 兴 / 封面设计:范璧合

科学出版社 出版
北京东黄城根北街 16 号
邮政编码:100717
http://www.sciencep.com
新科印刷有限公司 印刷
科学出版社发行 各地新华书店经销
*
2014 年 12 月第 一 版 开本:787×1092 1/16
2014 年 12 月第一次印刷 印张:9 3/4
字数:222 000

定价:25.00 元

(如有印装质量问题,我社负责调换)

前　言

健康评估是研究诊断个体、家庭或社区对现存的或潜在的健康问题及生命过程反应的基本理论、基本技能和临床思维方法的一门学科，是护理专业学生必修的临床基础课程，是医学基础课程与临床护理专科课程之间的衔接课程，在课程体系中占有极其重要的位置。健康评估涉及许多实验实训内容，是护理专业学生从事临床护理工作必须掌握的基本技能。《健康评估实验实训教程》是为了适应健康评估课程中有关实验实训内容而编写的，旨在指导学生明确需要进行哪些实训，如何进行有关实训，必须掌握哪些实训的基本技能和方法，如何通过实训获得有关健康资料，如何掌握其要领、方法、技巧及注意事项，如何通过收集到的健康资料进行护理诊断、制订护理目标、确定护理措施、评价护理效果。

编写本教材的目的在于掌握和巩固健康评估的基本理论及身体评估的方法，提高学生临床观察、分析、判断的能力，以适应临床护理工作，通过实验实训课程教学，培养学生的观察能力、动手能力、分析问题和解决问题的能力。

本教材本着“理论适度，注重技能”的原则，对内容进行了适当取舍，尽量做到重点突出，主次分明。教材的编写力求适应护理模式的转变及我国护理专业教育的改革和发展，以理论素质和实践素质并举，知识摄取和知识创新并重，强化实践能力培养，注重学生创新意识、创新能力。本实验实训教程共包括二十二个操作项目、三个考核项目，主要包括：问诊实训、体格检查实训、心电图实训、影像学检查实训、常用实验室检查实验、心理及社会评估实训、护理诊断实训、健康评估记录实训，以及问诊技巧考核、全身体格检查考核和心电图检查考核实训内容。实验实训课程的安排可根据具体情况适当调整，教师可根据自身实验实训课程教学时数和客观的实验条件加以选择。

由于编者水平所限，加之时间仓促，疏漏和不足之处在所难免，请使用本书的老师和同学们批评指正。

编　者

2014年6月

目　录

第一章　问诊实训

目的要求

1. 掌握问诊的内容。
2. 熟悉病史采集的基本技巧和方法。
3. 了解问诊的目的和注意事项。

实训方法

1. 教师讲解问诊的重点内容，并给出几个简要病例。同学们分组进行病史询问，教师进行指导。实训结束学生书写实训报告，教师批阅。

2. 学生实验室角色扮演，每2名同学为一组，按问诊顺序和内容要求，由1名同学扮演患者，另1名同学扮演评估者，练习问诊。

3. 在教师的带领下，学生进入医院临床科室，直接面对患者采集资料。

实训器材

病例、纸、笔。

实训内容

问诊是采集病史最重要的手段，是护士与评估对象进行目标明确、正式而有序的交谈过程，不只是通过询问一些问题用以填写护理病历。其目的是侧重了解评估对象的健康观念、功能状况、社会背景，以及其他与健康、治疗和疾病相关的因素等，收集、诊断评估对象对健康状态、健康问题现存的或潜在的反应的病史资料。通过问诊可建立良好的护患关系，创造有助于患者治疗、康复的环境，并可为下一步身体检查提供线索。例如，患者诉说咳嗽、咳痰，身体检查时就要重点检查患者的肺部状况。

一、准　　备

1. 护士应着装整洁，主动创造一种轻松、和谐的环境以解除评估对象的不安情绪。注意保护评估对象的隐私，最好劝解陌生人与无关人员离开，如果评估对象要求亲属与好友在场，护理人员应予以同意。

2. 问诊开始前，护士应先向评估对象做自我介绍，说明问诊是为了采集有关健康信息，以便提供全面的护理，解释除收集有关其身体、心理的健康资料外，还需要获得有关个人和社会背景的资料，以使护理个体化，并向评估对象承诺保密病史内容。要注意对评估对象的正确称呼，语言亲切可信。

二、问诊内容

问诊内容包括一般资料、主诉、现病史、既往健康史、成长发展史、家族健康史及系统回顾等。

（一）一般资料

一般资料包括姓名、性别、年龄、民族、籍贯、婚姻状况、文化程度、宗教信仰、职业、医疗费支付形式、家庭住址、联系方式、入院日期、入院诊断、资料收集日期、资料来源及可靠程度等。若资料来源不是评估对象本人,则应注明其与评估对象的关系。记录年龄时应以实足年龄为准。

(二) 主诉

主诉为评估对象在本次发病中感受到的最主要、最明显的症状或体征及其性质和持续时间,也就是本次就诊最主要的原因。记录主诉用词要简明扼要,同时注明主诉自发生到就诊的时间,如"乏力、纳差5日,尿黄2日"等。一般应尽可能使用患者自己的语言,避免用诊断术语或病名。

(三) 现病史

现病史是围绕主诉详细描述评估对象自患病以来健康问题发生、发展、演变和诊治、护理的全过程,为健康史的主体部分。

1. 起病情况　包括起病的时间、原因、诱因及起病缓急。每种疾病的起病或发作都有各自的特点,详细询问起病的情况,可为寻找病因提供重要线索。

2. 主要症状的特点　重点为主要症状出现的部位、性质、发作频度和持续时间、程度,以及加重或缓解的因素。症状出现的部位、性质常为找到病变的部位与性质提供重要线索,同时也是确定护理诊断及相应措施的重要依据。

3. 病情的发展与演变　包括患病过程中主要症状的变化及有无新的症状出现。按症状发生的前后进行描述。

4. 伴随症状　与主要症状同时或随后出现的其他症状,对确定病因和判断有无并发症具有重要意义。

5. 诊断、治疗和护理经过　起病后曾在何时何地就诊,做过何种检查,接受了哪些治疗及护理,效果如何等。

(四) 既往健康史

既往健康史简称既往史,是关于评估对象过去健康状况的资料。

1. 一般评价　评估对象对自己既往健康状况的评价。

2. 既往病史　包括既往患病史、住院史、手术史、外伤史等,还应询问居住地或生活地区的主要传染病和地方病史。

3. 过敏史　对食物、药物或环境因素中何种物质发生过敏、过敏时间、机体的反应及脱敏的方法。

4. 预防接种史　包括预防接种的时间与类型。

(五) 成长发展史

1. 生长发育史　根据评估对象所处的生长发育阶段,判断其生长发育情况是否正常。

2. 月经史　对于青春期后的女性应询问其月经初潮年龄、月经周期和行经期、经血的量和色、经期症状、有无痛经和白带及末次月经日期。对于已绝经妇女应询问其月经史及绝经年龄。记录格式如下:

$$\text{初潮年龄}\ \frac{\text{行经期(日)}}{\text{月经周期(日)}}\ \text{末次月经时间(或绝经年龄)}$$

例:

$$12\ \frac{3\sim5\ \text{日}}{25\sim28\ \text{日}}\ 2014\ \text{年}\ 3\ \text{月}\ 5\ \text{日(或 54 岁)}$$

3. 婚姻史 婚姻状况、结婚年龄、配偶健康状况、夫妻关系及性生活情况等。

4. 生育史 妊娠与生育次数及年龄，人工流产与自然流产次数，有无死产、手术产、产褥热和计划生育情况。

（六）家族健康史

家族健康史主要是了解评估对象直系亲属及其配偶的健康状况及患病情况，特别是具有遗传倾向的疾病，如血友病、糖尿病、痛风、肿瘤等。

（七）系统回顾

系统回顾是通过询问评估对象有无各系统或与各健康功能型态相关的症状及其特点，全面系统地评估以往已发生的健康问题及其与本次健康问题的关系。

1. 身体系统回顾 项目及内容见表 1-1。

表 1-1 身体方面的系统回顾项目及内容

项目	内容
一般健康状况	有无发热、乏力、出汗、睡眠障碍及体重改变等
皮肤	有无皮肤颜色、温度改变，有无皮损或其他异常等
头部	视力、听力有无改变，鼻、牙龈有无出血，有无咽痛等
胸壁	有无桶状胸，乳房有无疼痛、肿胀，自我检查情况等
呼吸系统	有无咳嗽、咳痰、咯血、呼吸困难等
循环系统	有无心悸、活动后气促、端坐呼吸等
消化系统	有无食欲减退、恶心、呕吐、腹痛、腹泻、黑粪、黄疸等
泌尿系统	有无尿频、尿急、尿痛，有无尿量、尿色变化等
生殖系统	性生活满意度和次数，皮肤性病史
造血系统	有无乏力、头昏、皮肤黏膜出血、骨骼疼痛等
代谢及内分泌系统	有无智力、体格发育异常，有无食欲亢进、月经失调等
肌肉骨骼系统	有无肌肉疼痛、萎缩，有无关节肿胀、疼痛及运动障碍
神经系统	有无头痛、眩晕、记忆力减退、意识障碍、抽搐、瘫痪等
精神系统	有无注意力不集中，有无焦虑、抑郁、幻觉、妄想等

2. 心理系统回顾 包括：①感知能力，有无视觉、听觉、触觉、嗅觉等感觉功能异常，有无错觉、幻觉等。②认知能力，有无定向力、注意力、记忆力、语言能力等障碍。③情绪状态，有无焦虑、抑郁、沮丧、恐惧、愤怒等情绪。④自我概念，是否对自己充满信心等。⑤对疾病和健康的理解与反应。⑥压力反应及应对方式等。

3. 社会系统回顾 包括：①受教育情况，评估对象及家庭成员的受教育程度及是否具备健康照顾所需的知识和技能。②价值观与信仰。③生活与居住环境，包括卫生状况、居民的素质等，注意有无饮食、饮水、空气污染等各种威胁健康的因素。④家庭，包括家庭成员结构、家庭关系是否融洽、评估对象在家庭中的角色及地位、病后对家庭的影响、家人对评估对象的态度等。⑤社交状况，指家庭以外的人际关系情况。了解是否经常参加社交活动，与朋友、同事、领导等的关系，以判断是否存在人际关系紧张、社交障碍等。⑥职业及工作环境，所从事的职业有无影响正常生活，工作环境中是否存在噪声、工业毒物等。⑦经济负担，有无因检查、治疗等经济负担而给评估对象带来心理压力。

目标检测

一、名词解释

1. 现病史 2. 主诉

二、填空题

1. 成长发展史包括________、________、________和________。

2. 一般资料包括姓名、________、________、________、________、________、________、________、入院日期、资料收集日期、资料来源及可靠程度。

三、选择题

(一) A 型题

1. 下列哪项属于暗示性提问或逼问( )
   A. 您哪儿不舒服
   B. 您腹痛有多久
   C. 您什么时间起病的
   D. 您的大便是黑色的吗
   E. 您曾经有类似的腹痛吗
2. 下列哪项属于既往史( )
   A. 诊治经过 B. 传染病史
   C. 社会经历 D. 习惯与嗜好
   E. 病因与诱因
3. 对发热患者的询问,正确的是( )
   A. 发热前有寒战吗
   B. 您除了发热还有哪里不舒服吗
   C. 您体温上升都在下午吗
   D. 您发热时伴有头痛吗
   E. 您发热时伴有谵妄吗
4. 对于健康史采集错误的是( )
   A. 最好患者自己叙述病史
   B. 语言要通俗易懂
   C. 避免套问、提示性诱问
   D. 先问感觉最明显、最容易回答的问题
   E. 其他单位病情介绍作为护理诊断的主要依据

(二) B 型题

A. 现病史 B. 既往健康史
C. 社会系统回顾 D. 婚姻史
E. 家族史

5. 过敏史属于( )
6. 配偶健康情况属于( )
7. 遗传病史属于( )
8. 生活与居住环境属于( )

(三) C 型题

A. 外伤手术史 B. 预防接种史
C. 两者均有 D. 两者均无

9. 既往健康史包括( )
10. 成长发展史包括( )

四、问答题

1. 问诊有什么重要性?
2. 简述问诊的方法与技巧。
3. 现病史包括哪些内容?
4. 阅读以下案例,分析主诉。

案例一:

患者白天与家人聚餐时进食较多高蛋白饮食,于6小时前开始出现意识模糊,不能准确回答问题,并出现行为异常,在家中随地小便,当时无跌倒、无抽搐、无发热、无头痛、无呕吐、无大小便失禁、无四肢活动障碍,也无胸闷、心慌症状,急诊收入院诊治。患者既往有"肝硬化"病史10年,曾做过"脾切除"手术,无高血压、糖尿病史,无烟酒等特殊嗜好。

案例二:

患者3年前无明显诱因出现腹泻,大便呈黄色糊样,每日4~6次,间断有便秘,呈羊大便状,伴有轻微下腹痛,便后可缓解。在当地医院行结肠镜检查提示"克罗恩病",住院2周,口服柳氮磺胺吡啶及激素治疗,大便恢复正常。出院1个月后再次出现腹泻,大便性状同前,每日10余次,腹痛加重,伴有低热,体温波动于"38.5℃"左右,伴盗汗,继续服用上述药物治疗2个月无效,为进一步诊治再次住院。8年前曾有"肺结核"史,经抗结核治疗(具体用药及疗程不详)后"痊愈",无肝炎和糖尿病等疾病史,无腹部手术史,无烟酒等特殊嗜好。

(刘旭东)

第二章 体格检查实训

实训一 体格检查的基本方法

目的要求

1. 掌握视诊、触诊、叩诊、听诊、嗅诊等检查方法及其注意事项。
2. 了解体格检查的意义、职业态度和注意事项。
3. 能辨别正常与病理体征，了解一些主要体征的临床意义。

实训方法

1. 实训前看录像，教师全程讲解，并请一位学生作为被评估者，由教师做示范性检查，一边检查一边讲解检查的方法及注意事项。

2. 同学2人分为一组，互为评估者和评估对象进行相互练习，教师巡回指导，并在实训结束前抽查与点评。

实训器材

听诊器、叩诊锤、血压计、体温计、压舌板，以及基本体格检查教学光盘。

实训内容

体格检查是评估者运用自己的感官或简单的辅助器具（听诊器、叩诊锤、血压计、体温计、压舌板等）对评估对象进行系统观察和检查，客观地了解评估对象机体状况（机体正常或异常征象）的最基本的检查方法。

体格检查方法分为视诊、触诊、叩诊、听诊和嗅诊。

在查体前应做自我介绍，自我介绍包括姓名、职责和查体的目的。查体前要洗手，有条件者最好当着评估对象的面洗手，使被评估者相信评估者的手是干净的，不会引起疾病的传播。检查部位应适当暴露，查体中应做到依次且正确暴露检查部位，不要暴露与检查无关的部位。例如，腹部检查时，暴露部位为上至乳头，下至耻骨联合上缘，乳头以上（女性应遮盖乳房）及耻骨联合以下部位都应遮盖。

一、视　　诊

视诊是用视觉来观察评估对象全身或局部表现的诊断方法。视诊能观察评估对象一般状态和许多全身性的体征，如年龄、发育、营养、体型、意识状态、面容、体位、姿势和步态等；局部视诊是对评估对象身体某一局部进行更为细致和深入观察，以补充一般视诊的不足，如皮肤、黏膜颜色的变化，舌苔、头颈、胸廓、腹部、四肢、肌肉、骨骼和关节的异常等。但对特殊部位（如鼓膜、眼底、胃肠黏膜）则需用某些仪器（如耳镜、眼底镜、内镜）帮助检查。视诊最好在间接的日光下进行。

二、触　　诊

触诊是评估者通过手与评估对象部位接触后的感觉，或观察评估对象的反应来判断评估对象身体某部有无异常的检查方法。触诊尤以腹部更为重要。手的感觉以指腹和掌指关节掌面的皮肤最敏感,因此触诊时多用这两个部位。按触诊部位及检查目的不同,其可分为浅部触诊法和深部触诊法。

1. 浅部触诊法　评估者用右手轻轻放在被检查的部位上,利用掌指关节和腕关节的协调动作,轻柔地进行滑行触摸。浅部触诊法适用于体表浅在病变、关节、软组织,以及浅部的动脉、静脉、神经、阴囊、精索等。浅部触诊法一般不会引起评估对象痛苦,也不引起肌肉紧张,因此更有利于检查腹部有无压痛、抵抗感、搏动、包块和某些肿大内脏器官。

2. 深部触诊法　检查时用右手或左右手重叠(右手在下,左手在上),由浅入深,逐渐加压以达深部。深部触诊法主要用于腹部检查。①深部滑行触诊法:检查时嘱评估对象张口平静呼吸,或与评估对象谈话以转移其注意力,双下肢屈曲,尽量使腹肌松弛。评估者手稍弯曲并以自然并拢的示指、中指、环指末端逐渐触向腹腔器官或包块,并在其上做上下左右的滑动触摸。如为肠管或条索状包块,则应做与长轴相垂直方向的滑动触诊。深部滑行触诊法常用于腹腔深部包块和胃肠病变的检查。②双手触诊法:评估者将左手置于被检查腹腔器官或包块的后部,并将被检查部位推向右手方向,同时起固定作用以便触摸。此法常用于肝、脾、肾、子宫和腹腔肿块的检查。③深压触诊法:以一个或两个手指垂直地逐渐用力深压腹腔病变部位,以确定腹腔内的压痛点,如阑尾压痛点、胆囊压痛点等。当检查深部压痛点时,若将深压的手指迅速松开,评估对象感到疼痛加重或面部出现痛苦表情,即为“反跳痛”。④冲击触诊法:又称浮沉触诊法。此法一般仅用于大量腹水评估对象肝脏的触诊。检查时以右手并拢的3~4个手指取70°~90°角,放于腹壁上拟检查的相应部位,做数次急速而较有力的冲击动作。因急速冲击可使腹水在腹腔器官表面暂时移去,器官随之浮起并与指端接触,从而易于触及肿大的肝脏。

三、叩　　诊

叩诊是用手指叩击身体表面某部,使之振动而产生音响,并根据振动和音响的特点来判断被检查部位脏器有无异常。叩诊主要用于胸部、腹部检查。

1. 叩诊方法　根据叩诊不同的部位,评估对象采取相应的体位,如叩诊胸部时取坐位或卧位,叩诊腹部时常取仰卧位,必要时可取侧卧位或肘膝位。叩诊时应注意两侧对称部位的比较。

(1) 间接叩诊法:评估者的左手中指第二指节紧贴于叩诊部位,其他手指稍微抬起,勿与体表接触;右手指自然弯曲,以中指指端叩击左手中指第二指骨的前端,叩击方向应与被叩诊部位的体表垂直。叩诊时应以腕关节与掌指关节的运动为主,肘关节及肩关节不参与运动,前臂保持不动。一个部位每次只需连续叩击2~3次,如未获得明确的印象,可再次连续叩击2~3次。叩击力量要均匀适中,使产生的声音一致,才能正确判断叩击音的变化。对范围较小、位置较浅的病变或脏器,宜用轻叩诊法,如确定心、肝的相对浊音界;对范围较大、位置较深的病变或脏器,需用中等强度叩诊法,如确定心、肝的绝对浊音界;当病灶部位很深,约达7cm时,则应采用重叩诊法。

(2) 直接叩诊法:评估者用右手中间3指并拢的手指掌面或指端直接拍击被检查的部位,借拍击所产生的反响和指下的振动感来判断病变情况的方法称为直接叩诊法。这种方法适用于检查胸部或腹部面积较广的病变,如气胸、胸膜广泛粘连和增厚、大量胸腔积液和腹水。

2. 叩诊音　叩诊时因被叩击部位的组织或器官密度、弹性、含气量及与体表距离的不同可产生不同的音响。

(1) 清音:是一种音调低、音响较强、振动时间较长的叩诊音。正常肺部的叩诊音为清音,提示肺组织弹性良好、含气量正常。

(2) 浊音:是一种音调较高,音响较弱,振动时间较短的叩诊音。正常情况下,在叩诊心和肝被肺组织所覆盖的部分时为浊音;病理状态下,可见于各种原因所致的肺组织含气量减少,如肺炎。

(3) 鼓音:与清音相比音响更强,振动持续时间更长,在叩击含有大量气体的空腔器官时出现。正常见于左下胸的胃泡区及腹部;病理情况下,可见于肺内空洞、气胸、气腹。

(4) 实音:是一种音调较浊音更高、音响更弱、振动持续时间更短的非乐音,如叩击实质脏器心或肝所产生的音响;病理状态下,见于大量胸腔积液或肺实变。

(5) 过清音:介于鼓音与清音之间。正常儿童可叩出过清音;病理状态下常见于肺组织含气量增多、弹性减弱时,如肺气肿。

四、听　　诊

听诊是用听觉听取身体各部发出的声音来判断正常与否的一种诊断方法。一般体检时,用听诊器或直接用耳经体表听取体内或有关部位所发出的声音。

1. 直接听诊法　评估者用耳郭直接贴附在评估对象的体壁上进行听诊,这种方法所听得的体内声音很微弱。

2. 间接听诊法　即用听诊器进行听诊的检查方法。间接听诊法的使用范围很广,除心、肺、腹外,还可听取身体其他部位的血管音、皮下气肿音、肌束颤动音、关节活动音、骨折面摩擦音等。

听诊器由耳件、体件及软管三部分组成。体件有两种类型:一种是钟型,适于听取低调声音,如二尖瓣狭窄的舒张期隆隆样杂音;另一种是膜型,适于听高调的声音,如主动脉瓣关闭不全的杂音。

听诊时环境要安静、温暖、避风。寒冷可引起评估对象肌束颤动,出现附加音,影响听诊效果。检查时应根据病情嘱评估对象采取适当的体位,对衰弱不能起床者,为减少翻身痛苦,以使用膜型听诊器为佳。听诊时注意力要集中,心脏听诊时要排除呼吸音的干扰,肺部听诊时也要排除心音的干扰。

五、嗅　　诊

嗅诊是通过嗅觉来判断发自评估对象的异常气味与疾病之间关系的方法。这些异常气味来自患者的皮肤、黏膜、口腔、呼吸道、呕吐物、排泄物、脓液与血液。嗅诊时评估者将评估对象散发的气味扇向自己的鼻部,然后仔细判断气味的特点和性质。

1. 呼吸气味　浓烈酒味见于饮酒后或酒精中毒;刺激性蒜味见于有机磷农药中毒;烂苹果味见于糖尿病酮症酸中毒;氨味见于尿毒症;肝腥味见于肝昏迷;苦杏仁味见于氰化物中毒。

2. 口腔气味　口臭见于口鼻部病变、肺脓肿、支气管扩张症、消化不良、胃炎、吸烟等。

3. 汗液　正常人汗液无明显气味,酸性汗液见于活动性风湿热患者或长期服用水杨酸或阿司匹林等解热止痛药者;特殊的狐臭见于腋臭。

4. 痰液　血腥味见于大量咯血的评估对象;恶臭味提示可能患支气管扩张症或肺脓肿。

5. 脓液　无特殊臭味,如有恶臭应考虑气性坏疽或厌氧菌感染可能。

6. 呕吐物　单纯饮食性胃内容物略带酸味;幽门梗阻、胃潴留患者胃内容物因发酵产酸,呕吐物有强烈酸味;肠梗阻及胃结肠瘘者,呕吐物有粪臭味。酒味主要见于饮酒和醉酒。

7. 尿液　在大量吃蒜或有机磷中毒时,尿液可有大蒜味;浓烈的氨味见于膀胱炎,是尿液在膀胱内被细菌发酵所致。

目标检测

一、名词解释

1. 深部触诊法 2. 间接叩诊法

二、填空题

1. 叩诊音因被叩击的组织或脏器致密度、弹性、含气量及与体表距离的不同，叩击时所产生的反响亦异，临床上可分为________、________、________和实音。
2. 深部触诊法主要用于评估腹内________和________等病变。

三、选择题

(一) **A 型题**

1. 触诊对全身哪个部位的检查更重要(　　)
   A. 胸部　　B. 腹部
   C. 皮肤　　D. 神经系统
   E. 颈部
2. 叩击被少量肺组织覆盖的实质脏器时产生的叩诊音为(　　)
   A. 实音　　B. 清音
   C. 浊音　　D. 鼓音
   E. 过清音
3. 浅部触诊法适用于下列哪项检查(　　)
   A. 阑尾压痛点　　B. 腹部压痛及腹肌紧张度
   C. 腹部反跳痛　　D. 胆囊压痛点
   E. 肝、脾触诊
4. 有关间接叩诊方法，下列哪项是错误的(　　)
   A. 右手指自然弯曲，以中指指端叩击左手中指第二指骨的前端，叩击方向应与叩诊部位的体表垂直
   B. 叩诊时应以腕关节与指掌关节的活动为主
   C. 叩击后右手应立即抬起
   D. 确定心、肝的相对浊音界应轻叩
   E. 确定心、肝的绝对浊音界应重叩

(二) **B 型题**

A. 患者呼出气为烂苹果味
B. 患者呼出气为氨味
C. 患者呼出气为刺激性蒜味
D. 呕吐物为酸臭味
E. 呕吐物为粪臭味

5. 幽门梗阻(　　)
6. 有机磷中毒(　　)
7. 糖尿病酮症酸中毒(　　)
8. 尿毒症(　　)
9. 肠梗阻(　　)

(三) **C 型题**

A. 直接叩诊　　B. 间接叩诊
C. 两者均可　　D. 两者均否

10. 确定心脏相对浊音界的检查方法是(　　)
11. 大量胸腔积液的检查方法是(　　)

(四) **X 型题**

12. 体格检查的基本方法有(　　)
    A. 问诊　　B. 触诊
    C. 叩诊　　D. 听诊
    E. 嗅诊

四、问答题

1. 深部触诊法分为哪几种？各适用于什么检查？
2. 在正常情况下，鼓音、过清音、浊音及实音各在何处可叩得？在病理情况下各见于哪些疾病？
3. 病例分析

患者，王某，男，71 岁。有吸烟史 50 年，10 年前患慢性支气管炎、阻塞性肺气肿，用力大便时突发右侧胸痛、呼吸困难，呼吸时疼痛加重，考虑出现并发症。

问题：

(1) 对该患者胸部应如何进行体格检查？

(2) 胸部体格检查可能有哪些异常体征？

(刘旭东)

实训二　一般状态检查及皮肤、浅表淋巴结检查

目的要求

1. 掌握生命体征的内容、检查方法、注意事项及其临床意义。

2. 掌握皮肤及淋巴结的检查内容及方法。

3. 了解一般状态检查的内容、正常及异常体征的临床意义。

实训方法

1. 学生观看一般状态检查及皮肤、浅表淋巴结检查教学片。

2. 教师进行正常检查示教。请一个学生作为被评估者,由教师做示范性检查,一边检查,一边讲解检查的注意事项和异常体征。评估者位于被评估者右侧,面对被评估者,充分暴露检查部分,尽量利用自然光线。评估者注意力集中,观察仔细、准确。

3. 学生分组互相检查,教师指导,进行总结,指出相关检查中存在的问题,及时纠正。

实训器材

体温计、血压计、听诊器、体重秤、棉签、米尺,以及一般状态检查、皮肤及浅表淋巴结检查教学光盘。

实训内容

一、一般状态检查

一般状态检查是对评估对象一般情况的概括性观察,以视诊为主,也配合使用触诊或借助使用体温表、血压计、听诊器。检查内容包括:性别、年龄、生命体征、发育与体型、营养状态、意识状态、面容与表情、体位、步态。

(一) 性别

1. 某些疾病可致性征改变,如肾上腺皮质肿瘤或长期使用肾上腺皮质激素,可使女性发生男性化改变;肝硬化、肾上腺皮质肿瘤可使男性乳房女性化。

2. 性染色体的数目或结构异常可引起两性畸形,即外生殖器和其他性征兼有两性特征。

3. 性别与某些疾病的发病率有关,如甲状腺功能亢进症、系统性红斑狼疮女性多发,胃癌、食管癌男性多发,血友病几乎都见于男性,女性罕见。

(二) 年龄

通过问诊和观察皮肤、营养、皱纹可了解评估对象的年龄。年龄与疾病发生有密切关系,佝偻病、麻疹多见于儿童,风湿热、结核病多发于青少年,动脉硬化、恶性肿瘤、高血压多见于老年人。

(三) 生命体征

生命征包括体温、脉搏、呼吸和血压,是体格检查必检项目之一。

1. 体温　测量体温方法通常有以下三种:①口测法,将体温表置于舌下,紧闭口唇,放置5分钟后读数。正常值为36.3~37.2℃。②肛测法,将肛表头端涂以润滑剂,徐徐插入肛门,深达肛表的一半为止,测量5分钟。正常值为36.5~37.7℃。③腋测法,将体温计汞柱端置于被评估者腋窝顶部,夹紧10分钟后读数。正常值为36~37℃。

生理情况下,体温有一定的波动。早晨体温略低,下午略高,在24小时内波动幅度一般不超过1℃;运动或进食后体温略高;老年人体温略低;月经期前或妊娠期妇女体温略高。

2. 呼吸

(1) 被评估者取卧位。

(2) 评估者位于被评估者右侧,充分暴露被评估者前胸部。

(3) 蹲下从侧面平视,嘱被评估者平静呼吸,计算胸廓起伏频率,观察呼吸的频率和节律，计数 30 秒。

(4) 复位，报告该被评估者呼吸的频率和节律。

3. 脉搏

(1) 被评估者取坐位或卧位。

(2) 评估者位于被评估者右侧，暴露被评估者的右腕关节。

(3) 评估者右手指并拢，以示指、中指和环指指腹平放在被评估者右手桡动脉近手腕处，至少计数 30 秒脉搏搏动次数。

(4) 报告结果：正常成人脉搏为 60～100 次/分，节律规则。

4. 血压　被评估者取坐位或卧位（被检者手臂应放在与右心房同一水平），让被评估者在安静环境下休息 10～15 分钟；打开血压计开关，检查汞柱液面是否与零点平齐；使被评估者右上肢裸露，伸直并外展约 45°。检查方法如下。

(1) 将袖带展平，气囊中部对着肱动脉，紧贴皮肤缚于上臂，下缘距肘窝 2～3cm，袖带不宜过紧或过松，一般以能伸进 1～2 指为宜。

(2) 在肘窝肱二头肌腱内侧触及肱动脉，将听诊器膜式体件置于肱动脉上，不宜将体件塞在袖带下，并使测量点与腋中线在同一水平。

(3) 右手以均匀节奏向气袖内注气，待动脉搏动消失，再升高 20～30mmHg，然后缓缓放气，使汞柱缓慢下降，以每秒 2mm 速度为宜。

(4) 两眼平视汞柱平面，听到的第一个搏动声为收缩压；汞柱继续下降至声音突然变低沉，直至消失，此时所示压力值为舒张压；放气时汞柱应下降至零点位置。

(5) 同样的方法测定 2～3 次，间歇 1 分钟左右。

(6) 解下袖带，整理好后放入血压计内；向右侧倾斜血压计约 45°，使汞柱内汞进入汞槽后关闭开关。

(7) 复位，报告该被评估者的血压值；正常成人的收缩压 <140mmHg，舒张压 <90mmHg，脉压为 30～40mmHg。

(四) 发育与体型

1. 发育　发育正常与否通常以年龄、智力和体格成长状态（身高、体重及第二性征）之间的关系来判断。发育正常者年龄和体格成长状态之间的关系是均衡的，第二性征与年龄是相称的。一般正常成人胸围等于身高的一半，两上肢展开的长度等于身高，坐高等于下肢的长度。

2. 体型

(1) 无力型：即瘦长型。体高肌瘦，颈细长，肩窄下垂，胸廓扁平，腹上角小于 90°。

(2) 正力型：即匀称型。身体各部分结构匀称适中。

(3) 超力型：即矮胖型。体格粗壮，颈粗，面红，肩宽平，胸廓宽阔，腹上角大于 90°。

3. 病态表现　临床上的病态发育与内分泌改变密切相关，如在发育成熟前出现腺垂体（垂体前叶）功能亢进，可致体格异常高大称为巨人症；发育成熟前腺垂体功能减退，则可导致体格异常矮小，称为垂体性侏儒症。甲状腺对体格发育具有促进作用，发育成熟前，如功能亢进，则代谢增强，食欲亢进，可导致体格发育超常；如功能减低，则体格矮小，智力低下，称为呆小症。

(五) 营养状态

1. 检查方法　营养状态的评价通常根据皮肤、毛发、皮下脂肪、肌肉的发育情况进行综合判断，同时也必须参考其性别、年龄、身高及体重等情况。最简便而迅速的方法是观察皮下脂肪充实程度，最适宜的部位是前臂曲侧或上臂背侧下 1/3 处。

2. 营养状态的分级

(1) 良好:黏膜红润,皮肤光泽、弹性良好,皮下脂肪丰满而有弹性,指甲、毛发润泽,肋间隙及锁骨上窝深浅适中,肩胛部和股部肌肉丰满。

(2) 不良:皮肤黏膜干燥、弹性降低,皮下脂肪菲薄,肌肉松弛无力,毛发稀疏,肋间隙、锁骨上窝凹陷,肩胛骨和髂骨嶙峋突出。

(3) 中等:介于两者之间。

3. 常见的营养状态异常

(1) 营养不良:由于摄食不足或(和)消耗增多引起。营养不良多见于长期或严重的疾病,如食管、胃、肠、肝、胆和胰腺疾病可致摄食和消化、吸收功能的障碍;长期活动性肺结核、恶性肿瘤、代谢障碍(如糖尿病)和某些内分泌疾病(如甲状腺功能亢进症)可引起消耗增多而导致营养不良。当体重减低至低于正常的10%时称为消瘦,极度消瘦者称为恶病质。

(2) 营养过度:主要表现为体重增加,超过标准体重的20%以上者称为肥胖。肥胖一般分为单纯性肥胖和继发性肥胖两类。单纯性肥胖全身脂肪均匀分布,一般无异常表现,带有一定的遗传倾向。继发性肥胖多由某些内分泌疾病所致,如肥胖性生殖无能综合征、肾上腺皮质功能亢进症、甲状腺功能减退症等。

(六) 意识状态

意识是大脑功能活动的综合表现,即对环境的知觉状态。正常人意识清晰,定向力正常,反应敏锐,思维和情感活动正常,语言流畅、准确,表达能力良好。凡是能影响大脑功能活动的疾病均可引起程度不等的意识改变,称为意识障碍。根据意识障碍的程度将其分为嗜睡、意识模糊、昏睡及昏迷。

(七) 面容与表情

健康人表情自然,神态安怡。当机体患病时,可表现为淡漠、烦躁不安、痛苦、忧郁表情和不同的病容,常见的有以下几种。

1. 急性病容　面色潮红,兴奋不安,鼻翼扇动,表情痛苦,见于急性感染性疾病,如肺炎链球菌肺炎、流行性脑脊髓膜炎等。

2. 慢性病容　面容憔悴,面色晦暗或苍白,目光暗淡,见于慢性消耗性疾病,如肿瘤、肝硬化、严重结核病等。

3. 贫血面容　面色苍白,唇舌色淡,表情疲惫,见于各种原因所致的贫血。

4. 二尖瓣面容　面色晦暗,双颊紫红,口唇轻度发绀,见于风湿性心瓣膜病二尖瓣狭窄。

5. 甲状腺功能亢进面容　面容惊愕,眼裂增宽,眼球突出,目光闪烁,兴奋不安,烦躁易怒,见于甲状腺功能亢进症。

6. 黏液性水肿面容　颜面虚肿苍白,脸厚面宽,目光呆滞,举止迟钝,眉毛、头发稀疏,舌色淡、肥大,见于甲状腺功能减退症。

7. 肢端肥大症面容　头颅增大,面部变长,下颌增大并向前突出,眉弓及两颧骨隆起,耳鼻增大,唇舌肥厚,见于肢端肥大症。

8. 满月面容　面圆如满月,皮肤发红,常伴有痤疮和小须,见于库欣综合征及长期服用糖皮质激素者。

9. 伤寒面容　表情淡漠,反应迟钝,呈无欲状态,见于伤寒。

10. 苦笑面容　牙关紧闭,面肌痉挛,呈苦笑状,见于破伤风。

11. 病危面容　面容枯槁,面色苍白或呈铅灰色,表情淡漠,目光晦暗,眼眶凹陷,鼻骨峭耸,见于大出血、严重休克、脱水、急性腹膜炎等。

（八）体位

体位是指患者身体所处的状态。

1. 自主体位　身体活动自如，不受限制，见于正常人、轻症和疾病早期患者。

2. 被动体位　评估对象不能调整或变换身体的位置，见于极度衰竭或意识丧失者。

3. 强迫体位　评估对象为减轻痛苦，被迫采取某种特殊的体位。

（1）强迫仰卧位：患者仰卧，双腿蜷曲，以减轻腹部肌肉的紧张，见于急性腹膜炎。

（2）强迫俯卧位：患者俯卧以减轻脊背肌肉的紧张，见于脊柱疾病。

（3）强迫侧卧位：胸膜疾病患者多采取患侧卧位，以限制患侧胸廓活动而减轻疼痛并有利于健侧代偿呼吸，见于一侧胸膜炎和大量胸腔积液。

（4）强迫坐位（端坐呼吸）：患者不能平卧，采取坐位，双腿下垂，以减轻呼吸困难，见于心、肺功能不全者。

（5）辗转体位：评估对象辗转反侧，坐卧不安，见于胆石症、胆道蛔虫症、肾绞痛。

（6）角弓反张位：患者颈及脊背肌肉强直，呈弓形，见于破伤风及小儿脑膜炎。

（九）步态

步态是指走路时所表现的姿态。健康成人躯干端正，肢体活动灵活适度，步态稳健。常见异常步态有以下几种。

1. 蹒跚步态（鸭步）　走路时身体左右摇摆，见于佝偻病、进行性肌营养不良或双侧先天性髋关节脱位。

2. 醉酒步态　走路时躯干重心不稳，步态紊乱不准确，如醉酒状，见于小脑疾病、酒精中毒等。

3. 共济失调步态　起步时一脚高抬，骤然垂落，且双目向下注视，两脚间距也很宽，以防身体倾斜，闭目时不能保持平衡，见于脊髓结核。

4. 慌张步态　起步后小步急速趋行，身体前倾，有难以止步之势，见于帕金森病。

5. 跨阈步态　由于踝部肌腱、肌肉弛缓，患足下垂，行走时必须高抬下肢才能起步，见于腓总神经麻痹。

二、皮肤、浅表淋巴结检查

（一）皮肤

1. 颜色与毛细血管的分布、血液的充盈程度、色素量的多少、皮下脂肪的厚薄有关。

（1）苍白：可由贫血、末梢毛细血管痉挛或充盈不足所致，如寒冷、惊恐、休克、虚脱及主动脉瓣关闭不全。

（2）发红：可由毛细血管扩张充血、血流加速及红细胞量增多导致。生理情况下见于情绪激动、运动、饮酒后等，病理情况下见于发热性疾病，如肺炎球菌性肺炎、肺结核、猩红热及阿托品、一氧化碳中毒等。

（3）发绀：皮肤呈青紫色，见于脱氧血红蛋白增多或异常血红蛋白血症。

（4）黄染：皮肤呈黄色，主要见于黄疸。早期或轻微时出现于巩膜及软腭黏膜，较重时始见于皮肤，见于胆道阻塞、肝细胞损害或溶血性疾病。此外，过多食用胡萝卜等蔬菜，致血中胡萝卜素含量增加，也可使皮肤黄染，但发黄的部位多在手掌和足底，而巩膜不发黄。

（5）色素沉着：生理情况下，身体外露部分及乳头、腋窝、关节、生殖器、肛门周围等处皮肤色素较深，如果这些部位的色素明显加深，或其他部位出现色素沉着，则提示病理征象，常见于慢性肾上腺皮质功能减退症，也可见于肝硬化、肝癌晚期及长期使用某些药物（如砷剂）等。妊娠妇女面部、额部可发生棕褐色对称性色素斑，称为妊娠斑；老年人也可出现全身或面部散在色素斑，称为老年斑。

(6) 色素脱失:皮肤丧失原有色素称为色素脱失,见于:①白癜,为多形性大小不等的色素脱失斑片,发生后可逐渐扩大,见于白癜风。②白斑,多为圆形或椭圆形色素脱失斑片,常发生于口腔黏膜及女性外阴部,部分可发生癌变。③白化症,是由于先天性酪氨酸酶合成障碍引起的全身皮肤和毛发色素脱失的遗传性疾病。

2. 湿度、温度和弹性

(1) 湿度:皮肤湿度与汗腺分泌功能有关。多汗,见于风湿病、结核病、甲状腺功能亢进症、佝偻病;手足皮肤发凉而大汗淋漓称冷汗,见于休克、虚脱;夜间睡后出汗称盗汗,见于结核病;皮肤干燥无汗见于维生素 A 缺乏、硬皮病、尿毒症、脱水。

(2) 温度:评估皮肤温度采用触诊方法,以指背触摸评估对象皮肤来评估皮肤温度。常见的温度异常有:①全身皮肤发热,见于发热、甲状腺功能亢进症。②局部皮肤发热,见于疖、痈等炎症。③全身皮肤发冷,见于休克、甲状腺功能减退症。④肢端发冷,见于雷诺病。

(3) 弹性:皮肤弹性与年龄、营养状态、皮下脂肪及组织间隙所包含液体量有关。儿童及青年皮肤弹性好,老年人皮肤弹性差。检查时用拇指和示指将评估对象手背或前臂内侧皮肤捏起,松手后如皮肤皱褶立即平复,为弹性正常;如皱褶平复缓慢,为弹性减弱,后者见于长期慢性消耗性疾病或严重脱水者。

3. 皮疹

(1) 斑疹:表现为局部皮肤发红,一般不凸起于皮面,见于斑疹伤寒、丹毒等。玫瑰疹是一种鲜红色圆形斑疹,直径 2 ~ 3mm,压之褪色,松开时又复出现,多出现于胸腹部,为伤寒和副伤寒的特征性皮疹。

(2) 丘疹:除局部颜色改变外,病灶凸起于皮面,见于药物疹、麻疹及湿疹等。

(3) 斑丘疹:在丘疹周围有皮肤发红的底盘称为斑丘疹,见于风疹、猩红热和药物疹。

(4) 荨麻疹:为稍隆起皮面的苍白色或红色局限性水肿,系速发性皮肤变态反应所致,见于各种过敏反应。

4. 压疮　为局部组织长期受压,持续缺血、缺氧所致的继发性皮肤损害,又称压力性溃疡,多见于枕部、耳郭、肩胛部、肘部、髋部、骶尾部、膝关节内外侧、内外踝、足跟等身体易受压部位,分为 4 级。Ⅰ级:红斑期,皮肤完整,局部皮肤颜色改变,压之不变白;Ⅱ级:炎性浸润期或水疱期,损伤累及表皮和(或)真皮层,没有穿透真皮层,表现为表皮破损或者水疱;Ⅲ级:浅度溃疡期,损伤累及皮下组织,出现溃疡,但未穿透筋膜层;Ⅳ级:深度溃疡期,皮肤全层广泛坏死,并累及肌肉、骨骼和其他支撑组织,形成窦道。

5. 皮下出血　出血直径小于 2mm 称为瘀点,3 ~ 5mm 为紫癜,大于 5mm 为瘀斑;片状出血并伴皮肤显著隆起称为血肿。皮下出血常见于造血系统疾病、重症感染、毒物或药物中毒。

6. 蜘蛛痣　皮肤小动脉末端分支性扩张所形成的血管痣,形似蜘蛛,称为蜘蛛痣,多出现于上腔静脉分布的区域内,如面、颈、手背、上臂、前胸和肩部等处。检查时用棉签或牙签压迫蜘蛛痣的中心,其辐射状小血管网即消退,去除压力后又复出现。一般认为蜘蛛痣的出现与肝脏对雌激素的灭活作用减弱有关,见于急慢性肝炎、肝硬化。慢性肝病评估对象手掌大小鱼际肌常发红,加压后褪色,称为肝掌,发生机制与蜘蛛痣相同。

7. 水肿　皮下组织的细胞及组织间隙内液体积聚过多称为水肿。轻度:仅见于眼睑、眶下软组织、胫骨前、踝部皮下组织,指压后可见组织轻度下陷,平复较快。中度:全身组织均见明显水肿,指压后可出现明显或较深的组织下陷,平复缓慢。重度:全身组织严重水肿,身体低位皮肤紧张发亮,甚至有液体渗出,而且胸腔、腹腔等浆膜腔内可见积液,外阴部也可见严重水肿。

（二）浅表淋巴结检查

正常的浅表淋巴结很小,直径多在0.2～0.5mm,质地柔软,无粘连、无压痛,不易触及。

1. 浅表淋巴结的分布　耳后、乳突区的淋巴结收集头皮范围内的淋巴液;颈深部淋巴结上群(胸锁乳突肌上部)收集鼻咽部的淋巴液,下群(胸锁乳突肌下部)收集咽喉、气管、甲状腺等处的淋巴液;锁骨上窝淋巴结群左侧收集食管、胃等器官的淋巴液,右侧收集气管、胸膜、肺等处的淋巴液;颌下淋巴结群收集口腔底部、颊黏膜、牙龈等处的淋巴液;颏下淋巴结群收集颏下三角区内组织、唇和舌部的淋巴液;腋窝部淋巴结群收集躯干上部、乳腺、胸壁等处的淋巴液;腹股沟部淋巴结群收集下肢及会阴部回流的淋巴液。局部的炎症或肿瘤转移,往往引起上述相应区域的淋巴结肿大。

2. 检查方法　检查浅表淋巴结顺序为:耳前、耳后、乳突区、枕骨下区、颈后三角、颈前三角、锁骨上窝、腋窝、滑车上、腹股沟、腘窝。

检查颈部淋巴结可面对评估对象,手指并拢紧贴检查部位,由浅入深滑行触诊。触诊时,评估对象头稍低,或头偏向检查侧,以使皮肤和肌肉松弛,便于触诊。检查锁骨上窝淋巴结时,评估对象取坐位或仰卧位,头部稍向前屈,用双手进行触诊,左手触诊右侧,右手触诊左侧,由浅入深触摸。检查腋窝时应以手扶患者前臂稍外展,以右手检查左侧,左手检查右侧,由浅入深至腋窝顶部。检查滑车上淋巴结时,以左手托扶患者前臂,以右手向滑车上由浅入深触摸,分别检查两侧滑车上淋巴结。

3. 临床意义

(1) 局部淋巴结肿大的原因和特点:①非特异性淋巴结炎,由所属部位的某种急慢性炎症引起,如急性化脓性扁桃体炎、齿龈炎可引起颈部淋巴结肿大。急性炎症初始,肿大的淋巴结柔软,有压痛,表面光滑,无粘连,肿大至一定程度即停止。②淋巴结结核,肿大的淋巴结常发生于颈部血管周围,多发性,质地稍硬,大小不等,可相互粘连或与周围组织粘连;如发生干酪性坏死,可触及波动感;晚期破溃后形成瘘管,时愈时破,愈合后可形成瘢痕。③恶性肿瘤淋巴结转移,转移淋巴结质地坚硬,或有橡皮样感,表面可光滑或突起,与周围组织粘连,不易推动,一般无压痛。胸部肿瘤(如肺癌)可向右侧锁骨上窝淋巴结群转移;胃癌多向左侧锁骨上窝淋巴结群转移,此处系胸导管进颈静脉的入口,这种肿大的淋巴结称为Virchow淋巴结,常为胃癌、食管癌转移的标志。

(2) 全身性淋巴结肿大的原因和特点:肿大的淋巴结可遍及全身,大小不等,多无压痛,无粘连,罕有化脓破溃者,常并有肝、脾大,可见于传染性单核细胞增多症、淋巴瘤、各型急慢性白血病。

目标检测

一、名词解释

1. 蜘蛛痣　2. 被动体位　3. 玫瑰疹　4. 紫癜　5. 水肿　6. 消瘦　7. 肥胖

二、填空题

1. 生命体征包括________、________、________和________。

2. 体温测量方法有________、________和________。

3. 根据意识障碍的程度可将其分为________、________、________、________及________。

4. 常见体位有________、________和________。

5. 皮肤颜色检查的内容包括________、________、________、________和________。

6. 皮肤弹性检查部位,常选择________或________。

7. 发现淋巴结肿大时,应注意其________、________、________、________、________、________、________、________、________和________。

三、选择题

(一) A 型题

1. 体重超过标准体重多少为肥胖(　)
A. 10% 以上　B. 15% 以上
C. 20% 以上　D. 25% 以上
E. 30% 以上

2. 某肾病患者,长期用药治疗,检查面如满月,皮肤发红,伴痤疮,该患者属何种面容(　)
A. 肾病面容　B. 满月面容
C. 急性病容　D. 二尖瓣面容
E. 甲状腺功能亢进面容

3. 某患者 60 岁,咳嗽、咳痰 20 年,气促 5 年,下肢水肿半个月,诊断为慢性支气管炎、阻塞性肺气肺、肺源性心脏病、心功能Ⅲ级,该患者多采取何种体位(　)
A. 自动体位　B. 被动体位
C. 强迫仰卧位　D. 端坐呼吸
E. 强迫侧卧位

4. 某女性患者,面色晦暗,双颊紫红,口唇轻度发绀,该患者为何种面容(　)
A. 病危面容　B. 肝病面容
C. 肾病面容　D. 二尖瓣面容
E. 慢性面容

5. 某患者气促,诊断为右侧大量胸腔积液。该患者多采用何种体位(　)
A. 自主体位　B. 被动体位
C. 强迫坐位　D. 右侧卧位
E. 左侧卧位

6. 某患者 15 岁,左颈部有 3 个肿大的淋巴结,质地稍硬,其中一个坏死、破溃,形成瘘管,该患者下列哪种疾病可能性较大(　)
A. 慢性淋巴结炎
B. 恶性肿瘤淋巴结转移
C. 急性淋巴结炎
D. 淋巴瘤
E. 淋巴结结核

7. 肺癌最易向下列哪组淋巴结转移(　)
A. 腋窝淋巴结　B. 右锁骨上窝淋巴结
C. 腘窝淋巴结　D. 腹股沟淋巴结
E. 下颌淋巴结

8. 体格检查时,鉴别是否为黄疸,下列判断哪项是正确的(　)
A. 皮肤有黄染肯定是黄疸
B. 巩膜有黄染肯定为黄疸
C. 巩膜黄染仅出现在角膜缘周围
D. 皮肤黄染仅在手掌、足底
E. 巩膜均匀黄染

(二) B 型题

A. 侏儒症　B. 呆小症
C. 巨人症　D. 佝偻病
E. "阉人"征

9. 发育成熟前垂体前叶功能亢进可出现(　)
10. 发育成熟前垂体前叶功能减退可出现(　)
11. 小儿甲状腺功能减退可出现(　)

A. 强迫蹲位　B. 强迫停立位
C. 辗转体位　D. 端坐体位
E. 强迫俯卧位

12. 发绀型先天性心脏病可采取(　)
13. 心绞痛可采取(　)
14. 脊柱疾病可采取(　)

A. 皮下出血直径<1mm
B. 皮下出血直径<2mm
C. 皮下出血直径 3～4mm
D. 皮下出血直径 3～5mm
E. 皮下出血直径>5mm

15. 瘀点(　)
16. 紫癜(　)
17. 瘀斑(　)

A. 收集鼻咽部的淋巴液
B. 收集咽喉、气管、甲状腺等处的淋巴液
C. 收集气管、胸膜、肺等处的淋巴液
D. 收集食管、胃等器官的淋巴液
E. 收集乳腺等处淋巴液

18. 左锁骨上窝淋巴结(　)
19. 右锁骨上窝淋巴结(　)
20. 腋窝淋巴结(　)
21. 颈深部淋巴结上群(　)
22. 颈深部淋巴结下群(　)

(三) C 型题

A. 局部皮肤红色　B. 按压可使之褪色
C. 两者都有　D. 两者都无

23. 皮疹(　)
24. 皮下出血(　)

A. 左锁骨上窝淋巴结肿大
B. 右锁骨上窝淋巴结肿大
C. 两者都有
D. 两者都无

25. 肺癌(　)

26. 胃癌(　　)

(四) X 型题

27. 伤寒面容表情淡漠、反应迟钝,呈无欲状,可见于(　　)
A. 肠伤寒　B. 脑脊髓膜炎
C. 脑炎　D. 破伤风
E. 肺结核

28. 皮肤黏膜下出血常见于(　　)
A. 造血系统疾病　B. 内分泌系统疾病
C. 重症感染　D. 某些血管损害疾病
E. 某些工业毒物或药物中毒

29. 意识障碍可有下列哪些不同程度的表现(　　)
A. 嗜睡　B. 意识模糊
C. 昏睡　D. 昏迷
E. 谵妄

30. 蜘蛛痣分布区域在(　　)
A. 面颈部　B. 上肢
C. 前胸　D. 腹部
E. 背部

四、问答题

1. 引起体温测量误差的常见原因是什么?
2. 引起营养不良的原因包括哪几个方面?
3. 皮肤弹性减弱见于哪些情况?
4. 水肿如何分度?
5. 简述局限性淋巴结肿大的临床意义。

(刘旭东)

实训三　头部、面部和颈部检查

目的要求

1. 熟悉头部、面部、颈部检查的顺序与方法。

2. 掌握瞳孔检查、鼻窦检查、扁桃体检查、甲状腺的检查方法及正常状态和异常改变的临床意义。

实训方法

1. 让学生观看头部、面部、颈部检查教学片。

2. 教师进行正常查体示教。请一个学生作为被评估者,由教师作为评估者做示范性检查,一边检查,一边讲解检查的注意事项和异常体征。评估者位于被评估者右侧,面对被评估者,充分暴露检查部分,尽量利用自然光线。

3. 学生分组互相检查,教师指导,进行总结,指出各项检查中存在的问题,及时纠正。

实训器材

视力表、色觉图谱、手电筒、压舌板、音叉、软尺、棉签、听诊器,以及头部、面部、颈部检查教学光盘。

实训内容

一、头　部

头部检查应注意头颅的大小、外形变化及头部的运动情况。头颅的大小以头围来衡量,即自眉间向后经枕骨粗隆绕头 1 周的长度(用软尺量取)。头围大小与脑的发育密切相关,新生儿约 34cm,15 岁时头围接近成人,54 ~ 58cm。头颅异常疾病见于以下几种类型。

1. 小颅　小儿囟门过早闭合形成小颅畸形。

2. 巨颅　额顶、颞及枕部突出膨大呈圆形(常伴颈静脉充盈),颜面相对较小,见于脑积水。

3. 尖颅 由于矢状缝与冠状缝过早闭合,致头顶部尖突高起,与颜面比例异常,见于先天性尖颅合并指(趾)畸形,即 Apert 综合征。

4. 方颅 前额左右突出、头顶平坦呈方形,见于小儿佝偻病或先天性梅毒。

头部的运动异常,如头部活动受限,见于颈椎疾病;头部不随意的颤动,见于帕金森病;与颈动脉搏动一致的点头运动,称 Musset 征,见于严重主动脉瓣关闭不全。

二、面　部

(一) 眼

1. 眉毛 正常人眉毛的疏密不完全相同,一般内侧与中间比较浓密,眉毛过于稀疏或脱落,见于黏液性水肿和腺垂体功能减退症。

2. 眼睑

(1) 睑内翻:由于瘢痕形成,睑缘向内翻转,见于沙眼。

(2) 上睑下垂:双侧睑下垂见于先天性上睑下垂、重症肌无力;单侧上睑下垂多为动眼神经麻痹所致,见于脑炎、脑脓肿、脑外伤。

(3) 眼睑闭合障碍:双侧眼睑闭合障碍见于甲状腺功能亢进症;单侧眼睑闭合障碍见于面神经麻痹。

(4) 眼睑水肿:见于肾炎、慢性肝病、营养不良、贫血等。

3. 结膜 结膜的检查宜在自然光线下进行,检查上睑结膜时需翻转眼睑,翻眼睑时动作要轻巧、柔和。

结膜充血发红可见血管充盈,见于结膜炎、角膜炎;结膜苍白见于贫血;结膜发黄见于黄疸;颗粒与滤泡见于沙眼;结膜出现散在出血点,见于亚急性感染性心内膜炎;如伴充血、分泌物,见于急性结膜炎;若有大片的结膜下出血,可见于高血压、外伤、出血性疾病。

4. 巩膜 正常巩膜呈瓷白色,黄疸时巩膜可首先发黄,血液中其他黄色色素成分(如胡萝卜素、阿的平)增多时,一般黄染出现在角膜周围。

5. 角膜 正常角膜无色透明,检查时用斜照光观察透明度,注意有无白斑、软化、溃疡、新生血管等。角膜周围血管增生可为严重沙眼所致。角膜软化见于婴幼儿营养不良、维生素 A 缺乏症等;角膜边缘及周围出现灰白色混浊环,多见于老年人,故称老年环,是类脂质沉积的结果。

6. 虹膜 正常虹膜呈圆盘形,中央有瞳孔,纹理呈放射性排列。纹理模糊或消失见于炎症、水肿或萎缩。虹膜形态异常或有裂孔,见于虹膜前粘连、外伤等。

7. 瞳孔 正常为圆形,双侧等大、等圆,直径为 3 ~4mm。瞳孔括约肌收缩使瞳孔缩小,由动眼神经的副交感神经纤维支配;瞳孔扩大肌收缩使瞳孔扩大,由交感神经支配。对瞳孔的检查应注意瞳孔的形状、大小、位置,双侧是否等圆、等大,以及对光反射、集合反射等。

(1) 形状及大小:青光眼或眼内肿瘤时,瞳孔可呈椭圆形;虹膜粘连时其形状可不规则。瞳孔缩小见于虹膜炎症、中毒(如有机磷杀虫剂)、药物反应(如吗啡)等;瞳孔扩大见于外伤、颈交感神经刺激、青光眼绝对期、视神经萎缩、药物影响(阿托品、可卡因)等。瞳孔大小不等,常提示有颅内病变,如脑外伤、脑肿瘤、中枢神经梅毒、脑疝等。双侧瞳孔散大并伴有对光反射消失为濒死状态的表现。

(2) 对光反射:分直接反射和间接反射。嘱评估对象注视前方,通常用手电筒照射其一侧瞳孔,正常被照时双侧瞳孔立即收缩,移开光源后瞳孔复原,光照侧及另一侧分别称直接、间接对光反射灵敏。对光反射迟钝见于脑炎、脑膜炎、脑血管病等,完全消失见于深昏迷。

(3) 调节与集合反射:嘱评估对象注视 1m 外的目标(常用竖立的示指),然后将目标移近眼球(距眼球 20cm 处),正常瞳孔逐渐缩小,称为调节反射。如同时双侧眼球向内聚合,称为集合反射。动眼神经功能损害时,调节反射和集合反射均消失。

8. 眼球

(1) 眼球突出:双侧眼球突出见于甲状腺功能亢进症。除突眼外还有以下眼征:①Graefe征,眼球下转时上睑不能相应下垂。②Stellwag 征,瞬目减少。③Mobius 征,表现为集合运动减弱。④Joffroy 征,上视时无额纹出现。单侧眼球突出,多由于局部炎症或眶内占位性病变所致。

(2) 眼球下陷:双侧下陷见于严重脱水;单侧下陷见于霍纳(Horner)综合征或眼球萎缩。

(3) 眼球运动:评估者将手指或棉签置于评估对象眼前方 30 ~ 40cm 处,嘱评估对象固定头部,眼球随目标方向移动,按水平向外、外上、外下、水平向内、内上、内下 6 个方向的顺序进行。眼球运动受动眼神经、滑车神经和展神经三对脑神经支配。这些神经麻痹时,就会出现眼球运动障碍,并伴有复视。由支配眼肌运动的神经麻痹产生的斜视,称为麻痹性斜视,多由脑炎、脑膜炎、脑脓肿、脑血管病所致。

9. 眼的功能检查

(1) 视力:分中心视力与周边视力两种。中心视力是检查眼底黄斑中心窝的功能,周边视力是指黄斑中心窝以外的视网膜功能。中心视力的检测使用国际标准视力表进行,通常使用:①远距离视力表,在距视力表 5m 处,能看清“1.0”行视标者为正常视力。②近距离视力表,在距视力表 33cm 处,能看清“1.0”行视标者为正常视力。

(2) 色觉:色觉的异常可分为色弱和色盲两种。色觉检查需在适宜的光线下进行,让受检者在 50cm 距离处读出色盲表上的数字或图像,如 5 ~ 10 秒内不能读出表上的彩色数字或图像,则可按色盲表的说明判断为某种色盲或色弱。色弱为对颜色的识别能力减低;色盲为对颜色的识别能力丧失。

(二) 耳

1. 耳郭及外耳道　注意耳郭有无畸形、耳前瘘管、耳屏压痛、耳周围淋巴结肿大。耳郭红、肿、热、痛,见于急性炎症。耳郭皮下触及小而硬的结节,见于痛风患者,为尿酸盐沉着所致,称痛风石。注意外耳道有无红肿、分泌物、出血、溢脓等。如外耳道局部红肿、耳屏有压痛,见于外耳道疖。有脓液流出并有全身症状,则应考虑急性中耳炎。有血液或脑脊液流出,应考虑颅底骨折、中耳肿瘤、局部外伤。

2. 鼓膜　先将耳郭拉向上后,使外耳道变直,然后插入耳镜进行观察,正常鼓膜平坦,颜色灰白,呈圆形,注意其是否有内陷、外凸、颜色改变及穿孔等。

3. 乳突　化脓性中耳炎引流不畅时,可蔓延成乳突炎,检查可发现耳郭后方皮肤红肿,乳突明显压痛,有时可见瘘管或瘢痕。

4. 听力　可用粗测法了解评估对象的听力。在静室内嘱评估对象闭目坐于椅上,用手指堵塞一侧耳道,评估者持机械手表、音叉,或以拇指、示指互相摩擦,自 1m 外渐至评估对象耳部,直到评估对象听到声音为止,正常时一般约在 1m 处即可听到机械表与捻指声。听力减退见于耳道有耵聍或异物、局部或全身血管硬化、听神经损害、耳硬化等。

(三) 鼻

1. 鼻外观　检查时需注意其形态、皮肤颜色。鼻骨破坏、鼻梁塌陷者称鞍鼻,见于鼻骨发育不良、鼻骨骨折或先天性梅毒。外鼻普遍性增大见于黏液性水肿、肢端肥大症等。鼻翼扩大、鼻腔堵塞、鼻梁增宽变平呈蛙状,称蛙状鼻,见于多发性或肥大性鼻息肉。鼻梁皮肤出现红色斑块,并向两侧面颊部蔓延呈蝴蝶形,见于系统性红斑狼疮。鼻尖及鼻翼部皮肤出现红色斑块,并出现毛细血管扩张,称酒糟鼻。

2. 鼻腔　检查时应注意鼻腔是否通畅,鼻前庭有无分泌物、出血,黏膜有无红肿、糜烂、溃疡、结痂，鼻中隔有无偏曲。急性鼻黏膜肿胀、充血，并伴鼻塞、流涕，见于急性鼻炎。慢性鼻黏膜肿胀，多为黏膜组织肥厚，见于各种因素引起的慢性鼻炎。黏膜萎缩、鼻腔分泌物减少、鼻甲缩小、黏膜干燥、鼻腔扩大伴嗅觉减退或消失，见于慢性萎缩性鼻炎。鼻出血多为单侧，见于外伤、鼻腔感染、血管损伤、鼻中隔偏曲、鼻咽癌等。双侧鼻出血多由全身性疾病引起，如血液病、某些传染病（肾综合征出血热、伤寒）、高血压等。

3. 鼻窦　检查各鼻窦区压痛时，评估者用双手拇指分别按压两侧鼻窦，其余四指置于两侧固定头部，双手拇指用力按压，并询问有无压痛。

（1）额窦：评估者双手置于两侧颞部，双手拇指分别置于被评估者左右眼眶上方稍内，用力向后按压。

（2）筛窦：评估者双手置于颞部耳郭处，双手拇指置于被评估者鼻根部与眼内角处向内后方按压。

（3）上颌窦：评估者双手置于被评估者两侧耳后，双手拇指分别置于左右眼眶下缘之左右颧部向后按压。

（4）蝶窦：因解剖位置较深，不能在体表进行检查。

（四）口

1. 口唇　健康人口唇红润有光泽，当毛细血管充盈不足或血红蛋白含量减低时，口唇即呈苍白，见于虚脱、主动脉瓣关闭不全和贫血。口唇颜色深红，为血循环加速、毛细血管过度充盈所致，见于急性发热性疾病。口唇发绀为血液中脱氧血红蛋白增加所致，见于心力衰竭和呼吸衰竭等。口唇干燥并有皲裂，见于严重脱水。口唇疱疹为口腔黏膜与皮肤交界处发生的成簇小水疱，半透明，多为单纯疱疹病毒感染所引起。口唇突然发生非炎症性、无痛性肿胀，见于血管神经性水肿。

2. 口腔黏膜　正常口腔黏膜光洁呈粉红色。如出现蓝黑色色素沉着斑片多为肾上腺皮质功能减退（Addison 病）。如见大小不等的黏膜下出血点或瘀斑，则可能为各种出血性疾病或维生素 C 缺乏所引起。若在相当于第二磨牙的颊黏膜处出现帽针头大小白色斑点，称为麻疹黏膜斑（Koplik 斑），为麻疹的早期特征。

黏膜溃疡可见于慢性复发性口疮、雪口病（鹅口疮），为白色念珠菌感染，多见于衰弱的患儿或老年评估对象，也可出现于长期使用广谱抗生素和抗癌药之后。

3. 牙齿　对牙齿的检查应注意有无龋齿、残根、缺齿和义齿等。如发现牙齿疾病，应标明所在部位。牙齿的色泽与形状也具有临床诊断意义，如牙齿呈黄褐色，称斑釉牙，为长期饮用含氟量过高的水所引起；如发现中切牙切缘呈月牙形凹陷且牙间隙分离过宽，称为 Hutchinson 牙，为先天性梅毒的重要体征之一；单纯牙间隙过宽见于肢端肥大症。

4. 牙龈　正常牙龈呈粉红色，质坚韧且与牙颈部紧密贴合，检查时经压迫应无出血及溢脓。牙龈水肿见于慢性牙周炎，牙龈缘出血常为口腔内局部因素引起，如牙石等，也可见于血液系统疾病或出血性疾病。牙龈经挤压后有脓液溢出见于慢性牙周炎、牙龈瘘管等。

5. 舌　正常人舌质淡红、湿润、柔软、活动自如、伸舌居中，无震颤。舌体肥大见于肢端肥大症和黏液性水肿；舌乳头萎缩，舌体变小，舌面光滑呈粉红色或红色，称镜面舌，见于缺铁性贫血、恶性贫血、慢性萎缩性胃炎；舌乳头肿胀突出呈鲜红色，形如草莓，称草莓舌，见于猩红热或长期发热者；舌面绛红，呈生牛肉状，称牛肉舌，见于糙皮病（烟酸缺乏）；舌面黄色上皮细胞堆积而形成不规则隆起，状如地图，称地图舌，常见于维生素 B_2（核黄素）缺乏；伸舌震颤，常见于甲状腺功能亢进症；伸舌偏向一侧，见于舌下神经麻痹。

6. 咽部与扁桃体　被评估者坐于椅上，头略后仰，口张大并发“啊”音，此时评估者用压舌板在舌的前 2/3 与后 1/3 交界处迅速下压，其时软腭上抬，在照明的配合下即可见软腭、腭垂、软腭弓、扁桃体、咽后壁等。

检查时若发现咽部黏膜充血、红肿、黏膜腺分泌增多,多见于急性咽炎。若咽部黏膜充血、表面粗糙,并可见淋巴滤泡呈簇状增殖,见于慢性咽炎。扁桃体发炎时,腺体红肿、增大,在扁桃体隐窝内有黄白色分泌物,或渗出物形成的苔片状假膜,很容易剥离。

扁桃体肿大分为三度:不超过咽腭弓者为Ⅰ度;超过咽腭弓者为Ⅱ度;达到或超过咽后壁中线者为Ⅲ度。

7. 喉　急性嘶哑或失声常见于急性炎症,慢性失声要考虑喉癌。喉的神经支配有喉上神经与喉返神经,上述神经受到损害,如纵隔或喉肿瘤时,可引起声带麻痹以致失声。

8. 腮腺　正常腮腺体薄而软,触诊时触摸不出腺体轮廓。腮腺肿大时可见到以耳垂为中心的隆起,并可触及边缘不明显的包块。腮腺导管大致位于颧骨下 1.5cm 处,横过嚼肌表面,开口相当于上颌第二磨牙对面的颊黏膜上,检查时注意导管口有无分泌物。腮腺肿大常见于急性流行性腮腺炎和急性化脓性腮腺炎。

三、颈　　部

(一) 颈部外形、运动

正常人直立时颈部两侧对称,颈部伸屈、转动自如,瘦长者较细长,矮胖者较粗短。男性甲状软骨比较突出,形成喉头结节,女性则较平坦,转头时可见胸锁乳突肌突起。头不能抬起见于严重消耗性疾病的晚期、重症肌无力、进行性肌萎缩等。头部向一侧偏斜称斜颈,见于颈肌外伤、瘢痕收缩、先天性颈肌挛缩。颈部活动受限并伴疼痛,可见于软组织炎症、颈肌扭伤等;颈部强直为脑膜受刺激的特征,见于各种脑膜炎、蛛网膜下隙出血。

(二) 颈部血管

正常人立位或坐位时颈外静脉常不显露,平卧时可稍见充盈,充盈的水平仅限于锁骨上缘至下颌角距离的下 2/3 以内。若取 30°~45°的半卧位时静脉充盈度超过正常水平,称为颈静脉怒张,表明静脉压增高,见于右心衰竭、心包积液。

正常情况下不会出现颈静脉搏动,但在三尖瓣关闭不全伴颈静脉怒张时,可看到颈静脉搏动,其搏动柔和,范围弥散,触诊时无搏动感,可与颈动脉搏动相鉴别。安静状态下出现颈动脉的明显搏动,多见于主动脉瓣关闭不全、甲状腺功能亢进症者。

(三) 甲状腺

甲状腺表面光滑、柔软,不易触及,随吞咽动作而在正常位置做上下移动,借此可与颈前其他包块鉴别。

1. 甲状腺检查法

(1) 视诊:观察甲状腺的大小和对称性。正常人甲状腺外观不明显,女性在青春发育期可略增大。不易辨认时,嘱被评估者双手放于枕后,头向后仰,再行观察。

(2) 触诊:站在评估对象后面检查时,评估对象取坐位,颈部放松,头微前屈,评估者两手拇指分别置于其颈后,两手示指、中指置于环状软骨下气管两侧,分别触诊甲状腺峡部及左右叶。检查峡部时,评估者站在评估对象前面用拇指(或站在评估对象后面用示指)从胸骨上切迹向上触摸,可触及气管前软组织,判断有无增厚,再请评估对象做吞咽动作,可触及气管前软组织在手指下滑动,判断有无增大和肿块。

检查甲状腺侧叶时,一手拇指(站在评估对象前面)或示指与中指(站在后面)施压于一侧甲状软骨,将气管推向对侧,另一手示指与中指或拇指在对侧胸锁乳突肌后缘向前推挤甲状腺侧叶,拇指或示指与中指在前缘触诊甲状腺,再配合吞咽动作检查。

甲状腺肿大可分三度:不能看出肿大但能触及者为Ⅰ度;能看到肿大又能触及,但在胸锁乳突肌外缘以内者为Ⅱ度；超过胸锁乳突肌外缘者为Ⅲ度。

(3) 听诊：当触到甲状腺肿大时，用钟型听诊器直接放到肿大的甲状腺上，能听到低调的连续性静脉"嗡鸣"音。对弥漫性甲状腺肿伴功能亢进者，还可听到收缩期动脉杂音。

2. 甲状腺肿大常见的原因

(1) 单纯性甲状腺肿：腺体肿大显著，多为弥漫性，也可为结节性，不伴甲状腺功能亢进体征。

(2) 甲状腺功能亢进症：肿大的甲状腺质地柔软，触诊时可有震颤，听诊时可有血管杂音。

(3) 甲状腺癌：触诊时包块可有结节感，不规则，质硬，移动受限。

(4) 慢性淋巴细胞性甲状腺炎（桥本甲状腺炎）：呈弥漫性或结节性肿大，在肿大的腺体后缘可触到颈总动脉搏动。

(四) 气管

检查时评估对象取舒适坐位或仰卧位，使颈部处于自然伸直状态，评估者面对评估对象，以示指及环指分别置于左右胸锁关节上，将中指置于胸骨上窝气管正中处，观察中指是否位于示指与环指正中央。两侧距离不等，提示气管有移位，根据气管偏移方向，可判断病变的位置。大量胸腔积气、积液、纵隔肿瘤及单侧甲状腺肿大时，可将气管推向健侧；肺不张、肺纤维化、胸膜粘连肥厚可将气管拉向患侧。

目标检测

一、名词解释

1. 草莓舌 2. 颈静脉怒张

二、填空题

1. 小颅多见于________，方颅见于________，巨颅见于________。

2. 单侧上睑下垂，多为________所致，可见于________、________、________和________。

3. 颈动脉搏动在安静下增强，多见于________、________和________。

4. 气管移向患侧见于________和________。

三、选择题

(一) A 型题

1. 尖颅主要是下列哪个原因引起（ ）

A. 囟门过早闭合

B. 矢状缝与冠状缝过早闭合

C. 缺钙所致

D. 脑积水

E. 以上都不是

2. 瞳孔正常直径为（ ）

A. 2～5mm B. 1～2mm

C. 3～4mm D. 5～6mm

E. 3～5mm

3. 蝶窦的物理检查方法是（ ）

A. 紧压双眼内眦处

B. 压按两眉之间

C. 深压眼眶上缘内侧

D. 拇指置于左右颧部向后按压

E. 以上都不是

4. 甲状腺肿大分为三度，Ⅲ度指（ ）

A. 不能看到仅能触及

B. 能看到又能触及为Ⅱ度

C. 超过胸锁乳突肌

D. 甲状腺上有结节

E. 甲状腺肿大有脓性分泌物

5. 气管移位不见于以下哪种疾病（ ）

A. 肺不张 B. 肺纤维化

C. 胸腔积液 D. 肺气肿

E. 气胸

(二) B 型题

A. 舌乳突肿胀，发红类似草莓

B. 舌头萎缩，舌面光滑，舌体较小

C. 舌体比常人增大

D. 舌面上出现横向裂纹

E. 舌面绛红，如牛肉状

6. 草莓舌可见于猩红热，表现为（ ）

7. 镜面舌见于慢性萎缩性胃炎，表现为（ ）

8. 长时间舌体增大，见于黏液性水肿，表现为（ ）

A. 甲状腺肿大并有甲状腺杂音
B. 甲状腺肿大并有坚硬肿块，边缘不规则
C. 甲状腺肿大，未闻及血管杂音，症状不明显
D. 甲状腺明显肿大，无甲状腺功能亢进体征
E. 青年女性，甲状腺稍大，无症状

9. 甲状腺功能亢进症(　　)
10. 甲状腺癌(　　)
11. 单纯性甲状腺肿(　　)
12. 青春期甲状腺肿大(　　)

(三) C 型题

A. 单侧眼球突出　　B. 双侧眼球突出
C. 两者均有　　D. 两者均无

13. 眼眶内占位性病变(　　)
14. 甲状腺功能亢进症(　　)

A. 气管移向健侧　　B. 气管拉向患侧
C. 两者均有　　D. 两者均无

15. 一侧肺不张(　　)
16. 一侧大量胸腔积液(　　)

(四) X 型题

17. 下列哪些疾病可引起气管移位(　　)
A. 肺不张　　B. 大量胸腔积液
C. 肺广泛纤维化　　D. 肺内巨大肿瘤
E. 大叶性肺炎

四、问答题

1. 头面部检查包括哪些内容？
2. 扁桃体肿大如何分度？
3. 在平静时，患者颈动脉搏动明显增强应考虑什么病？机制是什么？
4. 甲状腺肿大如何分度？常见病因有哪些？

(刘旭东)

实训四　胸廓、乳房和肺部检查

目 的 要 求

1. 指出胸部的体表标志，熟悉胸廓、乳房的检查内容，学会胸廓、乳房的检查方法，掌握异常胸廓的临床意义。

2. 学会肺部触诊、叩诊、听诊的方法，掌握肺部正常与异常触诊及叩诊、听诊音的临床意义。

实 训 方 法

1. 让学生观看有关胸廓、乳房和肺检查的教学视频资料。

2. 教师示教胸廓、乳房和肺的检查方法，学生认真观察教师的检查程序和方法。

3. 学生分组，每 2 名同学分别扮演被评估者与评估者，相互检查进行练习。教师巡回指导，以规范、正确的检查方法纠正学生的错误。

4. 实验结束前教师进行教学评价及总结，指出学生在实训中的优缺点及存在的问题。

实 训 器 材

听诊器、直尺、标记笔、笔记本。

实 训 内 容

一、正常胸部体表标志的确认

胸部体表标志包括骨骼标志、自然陷窝、解剖区域及人工划线，认识这些标志主要通过视诊和触诊来完成。胸部体表标志用于标记正常胸部脏器的位置和轮廓，也用于描述胸部体征的具体位置和范围，还可以标记胸部穿刺等诊疗的部位。检查时评估者嘱评估对象取坐位，充分暴露胸部，自然呼吸，要注意环境的光线、温度。

（一）骨骼标志

1. 锁骨　位于胸腔前上部，左右各一块，横于颈部和胸部交界处，全长于皮下均可摸到，是重要的骨性标志。

2. 胸骨上切迹　位于胸骨柄的上方。正常情况下气管位于切迹正中。

3. 胸骨角　又称 Louis 角，由胸骨柄与胸骨体的连接处向前突起而成。其两侧分别与左右第 2 肋软骨相连接，为前胸壁计数肋骨和肋间隙顺序的重要标志。胸骨角还标志支气管分叉、心房上缘和上下纵隔交界及相当于第 5 胸椎的水平。

4. 腹上角　又称胸骨下角，为前胸左右肋弓在胸骨下端会合处所形成的夹角。正常为 70°～110°，体型瘦长者角度较小，矮胖者较大，深吸气时可稍增宽。其后方为肝左叶、胃及胰腺的所在区域。

5. 肋间隙　为两个肋骨之间的空隙，用以标记病变部位的水平位置。第 1 肋骨下面的间隙为第 1 肋间隙，第 2 肋骨下面的间隙为第 2 肋间隙，其余依次类推。大多数肋骨可在胸壁上触及，唯第 1 对肋骨前部因与锁骨重叠，常不能触到。

6. 脊柱棘突　为后正中线的标志。位于颈根部的第 7 颈椎棘突最为突出，其下即为胸椎的起点，常以此处作为计数胸椎的标志。

7. 肩胛骨　位于后胸壁脊柱两侧第 2 肋至第 8 肋之间。其最下端称肩胛下角。评估对象取直立位两上肢自然下垂时，肩胛下角平第 7 后肋水平（第 7 肋间隙），或相当于第 8 胸椎水平，为后胸壁计数肋骨的重要标志。

8. 肋脊角　为第 12 肋骨与脊柱构成的夹角，其前方为肾和上输尿管所在区域。

（二）自然陷窝和解剖区域（三窝、四区）

1. 胸骨上窝　为胸骨柄上方的凹陷，气管位于其后正中。

2. 锁骨上窝（左、右）　为锁骨上方的凹陷，相当于两肺上叶肺尖的上部。

3. 锁骨下窝（左、右）　为锁骨下方的凹陷，相当于两肺上叶肺尖的下部。

4. 腋窝（左、右）　为上肢内侧与胸壁相连的凹陷部。

5. 肩胛上区（左、右）　为肩胛冈上方的区域，其外上界为斜方肌的上缘。

6. 肩胛下区（左、右）　为两肩胛下角的连线与第 12 胸椎水平线之间的区域，后正中线将此区分为左右两部分。

7. 肩胛间区（左、右）　两肩胛骨内缘之间的区域，后正中线将此区分为左右两部分。

（三）人工划线（七条线）

1. 前正中线　为通过胸骨正中的垂直线。

2. 锁骨中线（左、右）　为通过锁骨的肩峰端与胸骨端两者中点的垂直线。

3. 腋前线（左、右）　为通过腋窝前皱襞所做的垂直线。

4. 腋中线（左、右）　为通过腋窝中央所做的垂直线。

5. 腋后线（左、右）　为通过腋窝后皱襞所做的垂直线。

6. 后正中线　为通过椎骨椎骨棘突或沿脊柱正中下行的垂直线。棘突或沿脊柱正中下行的垂直线。

7. 肩胛线（左、右）　为两臂自然下垂时通过肩胛下角的垂直线。

二、胸廓与乳房检查

胸廓与乳房检查主要通过视诊和触诊来完成。检查时评估者嘱评估对象取坐位或卧位，充分暴露胸部，自然呼吸，按局部检查要求变换摆放双臂位置。要注意环境的光线、温度。检查内容有营养状态、皮肤、淋巴结、胸壁静脉、皮下气肿、压痛和骨骼肌等，胸廓是否对称、胸廓外形及乳房等。

(一) 胸壁

胸壁的营养状态、皮肤、淋巴结的检查方法与一般情况检查相同,应注意检查以下几项内容。

1. 静脉　正常胸壁无明显静脉可见,当上腔静脉或下腔静脉血流受阻建立侧支循环时,胸壁静脉充盈或曲张。上腔静脉阻塞时,静脉血流方向自上而下;下腔静脉阻塞时,血流方向自下而上。

2. 皮下气肿　气管、肺或胸膜破裂后,气体逸出,积存于胸壁皮下组织时称为胸壁皮下气肿。以手按压皮下气肿的皮肤,引起气体在皮下组织内移动,可出现捻发感或握雪感。

3. 胸壁压痛　正常人胸壁一般无压痛。肋间神经炎、肋软骨炎、胸壁软组织炎及肋骨骨折的患者,受累的局部胸壁可有压痛。骨髓异常增生者,常有胸骨下端明显压痛及叩击痛,见于白血病患者。

(二) 胸廓

正常成人胸廓两侧大致对称,呈椭圆形。成人胸廓前后径较左右径为短,两者之比约为1∶1.5。

1. 扁平胸　胸廓呈扁平状,前后径常短于左右径的一半,见于瘦长体型,亦可见于慢性消耗性疾病,如肺结核、肿瘤晚期等。

2. 桶状胸　胸廓前后径与左右径几乎相等,呈圆筒状,肋骨的斜度较小,肋间隙增宽且饱满,腹上角增大,且呼吸时改变不大,见于肺气肿患者,亦可发生于老年人或矮胖体型者。

3. 佝偻病胸　为佝偻病所致的胸廓改变,多见于儿童。其表现如下。

(1) 鸡胸:胸廓前后径略长于左右径,其上下距离较短,胸骨下端前突,形似鸡胸。

(2) 佝偻病串珠:沿胸骨两侧各肋软骨与肋骨交界处隆起,形成串珠状。

(3) 漏斗胸:胸骨剑突处显著内陷,形似漏斗。

(4) 肋膈沟:下胸部前面的肋骨外翻,自剑突沿膈附着部位其胸壁向内凹陷形成的沟状带。

4. 局部隆起及凹陷　单侧胸廓膨隆,见于大量胸腔积液、气胸等;胸廓局限性隆起,见于心脏扩大、心包积液等;胸廓局限性凹陷,见于肺不张、广泛性胸膜粘连、肺纤维化等。

5. 脊柱畸形　多因脊柱前凸、后凸或侧凸,导致胸廓两侧不对称,肋间隙增宽或变窄,见于先天畸形、脊柱外伤和结核等。

(三) 乳房

为了方便描述和记录,乳房检查时以乳头为中心做一水平线和垂直线,把乳房分为内上、内下、外上和外下四个象限。

1. 视诊　正常儿童及男性乳房一般不明显,乳头位置大约于锁骨中线第4肋间隙。正常青春期女性乳房逐渐增大,呈半圆形,乳头呈圆柱状。

(1) 对称性:正常女性两侧乳房基本对称。评估时应注意两侧乳房大小、形状及乳头位置是否对称,两侧乳房不对称者,见于乳房发育不良、先天畸形、炎症或肿瘤等。

(2) 乳房皮肤:皮肤发红提示局部炎症,常伴有局部肿、热、痛。皮肤深红色,不伴热痛,提示乳腺癌。乳腺癌因癌细胞堵塞乳房淋巴而引起淋巴水肿,毛囊及毛囊孔明显下陷,局部皮肤外观可呈“橘皮样”改变。局部皮肤回缩,又称“酒窝征”,若无乳房炎症或外伤史,可能为乳腺癌早期体征。此外还应注意乳房有无溃疡、瘢痕或色素沉着。

(3) 乳头:注意乳头的位置、大小、两侧是否对称、有无回缩与分泌物。乳头回缩如系自然发生,为发育异常;如为近期发生,则可能为癌变。乳头出现分泌物提示乳腺导管有病变。

乳头出现白色分泌物见于肿瘤,黄色分泌物见于慢性囊性乳腺炎等。

2. 触诊 评估对象取坐位或仰卧位。坐位时,先两臂下垂,后两臂高举超过头部或双手叉腰接受检查。仰卧位检查时,在肩下垫小枕头以抬高肩部,使乳房能较对称地位于胸壁上。触诊先由健侧乳房开始,后检查患侧。评估者的手指并拢,用指腹轻施压力,以浅部旋转或来回滑动进行触诊。检查左侧乳房时,由外上象限开始沿顺时针方向,由浅至深触诊整个乳房,最后触诊乳头。同法触诊右侧乳房,但沿逆时针方向进行。触诊乳房时,应着重注意以下几个方面。

(1) 质地与弹性:正常乳房柔软有弹性。老年女性或哺乳期可有结节感,月经期乳房有紧张感,妊娠期乳房增大并有柔韧感。

(2) 压痛:乳房局部压痛提示有炎症,乳腺癌较少出现压痛。

(3) 包块:触及包块应注意其部位、大小、数目、外形、界限、质地、活动度及压痛等。一般良性肿瘤质软,界限清楚,活动度好;恶性肿瘤外观不规则,质硬,无压痛,移动度差。

乳房触诊后,还仔细触诊腋窝、锁骨上及颈部的淋巴结是否肿大或其他异常,因此处常为乳房炎症或恶性肿瘤扩散和转移的所在。

三、肺部检查

检查时嘱评估对象取坐位、仰卧位或侧卧位,脱去上衣,充分暴露胸部。检查顺序一般为先上后下,左右对比,先前胸、后侧胸,最后背部。检查内容按照视诊、触诊、叩诊、听诊顺序进行。

(一) 视诊

视诊内容包括正常呼吸运动、呼吸节律、呼吸频率、呼吸深度等。

1. 呼吸运动 是通过膈肌和肋间肌的收缩和松弛完成的。正常成年男性和儿童的呼吸以膈肌运动为主,形成腹式呼吸;成年女性呼吸以肋间肌运动为主,形成胸式呼吸。通常两种呼吸不同程度同时存在,当病变时呼吸运动可发生以下改变。

(1) 呼吸运动类型改变:肺、胸膜、胸壁疾病如肺炎和肋骨骨折时,胸式呼吸减弱,腹式呼吸增强;大量腹水、腹腔内巨大肿物或妊娠后期,腹式呼吸减弱,胸式呼吸增强。

(2) 呼吸困难

1) 吸气性呼吸困难:上呼吸道部分阻塞时,气流进入肺内不畅,吸气时肺内负压增高,吸气时间延长,严重时引起胸骨上窝、锁骨上窝及肋间隙向内凹陷,称"三凹征"。因吸气时间延长,又称为吸气性呼吸困难。吸气性呼吸困难常见于气道阻塞、气管异物等。

2) 呼气性呼吸困难:下呼吸道阻塞时,气流呼出不畅,呼气需要费力,呼气时间延长。呼气性呼吸困难常见于阻塞性肺疾病和支气管哮喘。

3) 混合性呼吸困难:见于广泛肺部病变,呼吸面积减少,换气功能受影响,吸气和呼气均感费力,呼吸频率增快。混合性呼吸困难见于肺炎球菌肺炎、大量胸腔积液等。

2. 呼吸频率 正常成人静息状态下,呼吸频率为16～20次/分,呼吸与脉搏之比为1:4;新生儿呼吸频率为44次/分,随年龄增加而减慢。常见呼吸频率异常有呼吸过速与呼吸过缓两种。

(1) 呼吸过速:呼吸频率超过24次/分,见于发热、贫血、甲状腺功能亢进症、剧烈运动等。

(2) 呼吸过缓:呼吸频率低于12次/分,见于麻醉剂或镇静剂过量、颅内压增高等。

3. 呼吸深度

(1) 呼吸浅快:见于呼吸肌麻痹、严重鼓肠、腹水和肥胖等,以及肺部疾病,如肺部感染、胸膜炎、胸腔积液、气胸等。

(2) 呼吸深快:见于剧烈运动、情绪激动等。

(3) 呼吸深长:又称库斯莫尔(Kussmaul)呼吸,见于严重代谢性酸中毒。

4. 呼吸节律　正常成人静息状态下,呼吸节律基本是均匀而整齐的。以下是常见的一些呼吸节律改变。

(1) 潮式呼吸:又称陈-施(Cheyne-Stokes)呼吸。它是一种由浅慢变为深快,再由深快逐渐变为浅慢,随之出现呼吸暂停,周而复始的呼吸模式,多见于脑炎、颅内压增高及中毒等中枢神经系统疾病。其机制是由于呼吸中枢兴奋性降低,调节呼吸的反馈系统失常所致。其发生常提示病情危重,预后不良,亦可见于老年人深睡时。

(2) 间停呼吸:又称比奥(Biots)呼吸。表现为有规律呼吸数次后,突然停止一段时间后又开始呼吸,如此周而复始。其发生机制同潮式呼吸,但更为严重,预后多不良,常在临终前发生。

(3) 叹气样呼吸:在一段正常呼吸中插入一次深大呼吸,并伴有叹气声,常见于神经衰弱、精神紧张、抑郁症等。

(二) 触诊

触诊内容有胸部扩张度、语音震颤及胸膜摩擦感。

1. 胸部扩张度　即呼吸时的胸廓运动,一般在胸廓前下部呼吸运动最大的部位进行检查。评估者两手置于评估对象胸廓前下部对称部位,左右拇指分别沿两侧肋缘指向剑突,手掌和其余四指伸展至于前侧胸壁,嘱评估对象做深呼吸运动,观察和比较两手的动度是否一致。一侧胸廓扩张度降低见于大量胸腔积液、气胸、胸膜增厚和肺不张等。双侧扩张度降低见于双侧胸膜增厚、肺气肿或双侧胸膜炎等。

2. 语音震颤　发音时,声波沿气管、支气管及肺泡传至胸壁引起共鸣的振动,可用手触及,称语音震颤,又称触觉语颤。根据其强度变化,可判断胸内病变的性质。评估者将双手掌尺侧缘轻贴在评估对象胸廓两侧对称部位,嘱其用同等强度发"一"的长音,自上而下,从内到外,先前胸后背部,比较两侧相应部位语音震颤是否对称,有无增强或减弱。

(1) 语言震颤增强:①肺组织实变,如肺炎球菌肺炎、肺梗死。②靠近胸壁的肺内大空洞及周围有炎性浸润,如空洞型肺结核、肺脓肿。

(2) 语音震颤减弱或消失:①肺泡内含气量增多,如肺气肿。②支气管阻塞,如阻塞性肺不张。③胸腔积液、气胸。④严重的胸膜增厚粘连、胸壁皮下气肿。

3. 胸膜摩擦感　正常时胸膜脏层和壁层之间有少量黏液起润滑作用,呼吸运动时不产生摩擦。当胸膜有炎症时,因纤维蛋白沉积于胸膜,使其表面粗糙,呼吸时脏层、壁层胸膜相互摩擦,触诊时有皮革相互摩擦的感觉,称为胸膜摩擦感。其常在患侧腋下第5~7肋间较易触及,屏住呼吸,摩擦感消失。

(三) 叩诊

叩诊内容包括正常胸部叩诊音、肺界的叩诊、肺部异常叩诊音。

胸部叩诊有间接叩诊法和直接叩诊法,以间接叩诊法常用。①间接叩诊法:叩诊时评估对象采取坐位或仰卧位。检查前胸壁时,胸部稍向前挺;检查侧胸壁时,双臂抱头;检查背部时,上身略前倾,头稍低,双手交叉抱肘。顺序应自上而下、由外向内,依次叩诊前胸、侧胸和背部。叩前胸、两侧胸时,板指应与肋间隙平行;叩肩胛间区时,板指应与脊柱平行;叩肩胛下角水平以下的部位时,板指仍保持与肋间隙平行,每次叩击2~3次。注意上下左右对比进行,仔细听取双侧叩诊音的变化。叩诊力量要均匀,轻重适宜。②直接叩诊法:评估者右手手指并拢以指腹对胸部进行直接叩击。本方法主要用于判断大量胸腔积液或积气时液体或气体的大致含量及病变所在部位。

1. 正常胸部叩诊音　正常胸部叩诊音为清音。其音调高低及音响强弱与肺含气量、胸壁厚薄及邻近器官的影响有关。胸壁厚者反响较弱,肺组织含气量少者、贴近实质性脏器的区域反响弱。因此,前胸上部较下部相对稍浊;右上肺较左上肺稍浊;左肺前下方因靠近胃泡叩诊区呈鼓音;右腋下部因受肝脏影响叩诊音稍浊;背部较前胸部稍浊。

2. 肺界的叩诊

(1) 肺上界:即肺尖宽度。自斜方肌前缘中央部开始叩诊为清音,逐渐叩向外侧,音响由清变浊为止,即为肺上界的外侧终点。再由上述中央部叩向内侧,直至清音变为浊音时,即为肺上界的内侧终点。该清音带宽度即为肺尖宽度,正常为4~6cm。肺上界变狭窄或叩诊浊音,常见于肺结核所致的肺尖浸润。肺上界变宽,叩诊呈过清音,见于肺气肿。

(2) 肺前界:正常肺前界相当于心脏的绝对浊音界。

(3) 肺下界:正常人平静呼吸时两侧肺下界大致相等,在锁骨中线、腋中线和肩胛线上分别位于第6、第8和第10肋间隙。正常肺下界的位置可因体型、发育情况的不同而有所差异,如矮胖者的肺下界可上升1个肋间隙,瘦长者可下降1个肋间隙。病理情况下肺下界上移见于肺不张、肺纤维化、大量腹水等;肺下界下移见于肺气肿。

(4) 肺下界移动度:正常人肺下界移动范围相当于膈肌的移动范围。检查时先于平静呼吸时在肩胛线上叩出肺下界的位置,划一标记,然后分别在深吸气与深呼气之后,屏住呼吸,重新叩出肺下界并划出标记。最高点与最低点之间的距离即肺下界移动范围,正常为6~8cm。肺下界移动度减小见于:①肺组织弹性消失,如肺气肿。②肺组织萎缩,如肺纤维化、肺不张。③肺组织炎症和水肿。④若大量胸腔积液、气胸及广泛胸膜增厚粘连时,肺下界移动范围不能叩出。膈神经麻痹者,肺下界移动度亦消失。

3. 肺部异常叩诊音　正常肺的清音区范围内出现浊音、实音、过清音或鼓音,即为异常叩诊音,提示肺或胸膜、胸壁有病理改变。异常叩诊音的类型取决于病变的性质、范围大小及部位的深浅。

(1) 浊音或实音:见于肺部含气量减少或肺内不含气的占位性病变、胸膜病变,如肺炎、肺结核、肺不张、肺水肿、肺肿瘤、胸腔积液及胸膜增厚等。

(2) 过清音:见于肺泡含气量增多及肺组织弹性减弱的疾病,如肺气肿。

(3) 鼓音:见于气胸、肺内空腔性病变(其腔径大于3cm,且靠近胸壁),如空洞型肺结核、肺脓肿等。

(四) 听诊

听诊内容包括正常呼吸音、异常呼吸音、啰音、语音共振和胸膜摩擦音。

肺部听诊时,评估对象一般取坐位或卧位,微张口做均匀呼吸,必要时做深呼吸或咳嗽数次后听诊。听诊顺序为自上而下,从前胸到侧胸再到背部,注意左右对比。

1. 正常呼吸音　有支气管呼吸音、支气管肺泡呼吸音和肺泡呼吸音。

(1) 支气管呼吸音:为吸入气流经声门、气管、主支气管时形成湍流所产生的声音,颇似抬高舌后呼气所致的“哈”音。其特点为音响强而高调,吸气相短于呼气相。正常人在喉部、胸骨上窝、背部第6、7颈椎及第1、2胸椎附近可闻及。

(2) 支气管肺泡呼吸音:又称混合性呼吸音,兼有支气管呼吸音与肺泡呼吸音两者特点。其吸气音与肺泡呼吸音相似,但音调略高、音响略强;呼气音与支气管呼吸音相似,但强度较弱、音调较低、时间较短。正常人于胸骨两侧第1、2肋间与肩胛间区第3、4胸椎水平附近可闻及。

(3) 肺泡呼吸音:吸气时气流经气管、支气管进入肺泡,冲击肺泡壁,使肺泡由松弛变为紧张,呼气时又由紧张变为松弛,这种由肺泡的弹性变化和气流振动形成的声音为肺泡呼吸音，似上齿咬下唇时发出的“夫”音。其特点为柔和吹风样，音调较低，音响较弱，吸气相长于呼气相。正常人除支气管呼吸音和支气管肺泡呼吸以外的部位均可闻及。

2. 异常呼吸音　有以下几种。

（1）异常肺泡呼吸音

1）肺泡呼吸音减弱或消失：是由于进入肺泡内的空气流量减少和流速减慢或呼吸音传导障碍所致，可在双侧、单侧或局部出现。它常见于：①胸廓活动受限，如胸痛。②呼吸肌疾病，如重症肌无力。③上、下呼吸道阻塞，如喉头水肿、气管肿瘤、炎症等。④压迫性肺膨胀不全，如胸腔积液、气胸等。⑤腹部疾病影响膈肌下降，如腹水、腹腔内巨大肿瘤等。

2）肺泡呼吸音增强：主要由于肺泡通气功能增强：气体流速加快所致。双侧增强见于剧烈运动、发热、贫血、代谢亢进等。当一侧肺组织有病变使呼吸音减弱时，健侧肺代偿性通气增强，肺泡呼吸音增强。

3）呼气音延长：由于下呼吸道部分阻塞或肺组织弹性减弱所致，见于慢性支气管炎、支气管哮喘或阻塞性肺气肿。

4）呼吸音粗糙：为支气管黏膜轻度水肿或炎症使内壁不光滑或狭窄，气流通过不畅所致，见于支气管或肺部炎症的早期。

（2）异常支气管呼吸音：在正常肺泡呼吸音听诊部位听到支气管呼吸音，即为异常支气管呼吸音，又称管状呼吸音。它常见于：①肺组织实变，如肺炎实变期。②肺内大空腔，如肺脓肿或肺结核空洞。③压迫性肺不张。

（3）异常支气管肺泡呼吸音：在正常肺泡呼吸音听诊部位听到了支气管肺泡呼吸音，为异常支气管肺泡呼吸音，见于支气管肺炎、肺结核、大叶性肺炎早期或胸腔积液上方膨胀不全的区域。

3. 啰音　是呼吸音以外的附加音，该音正常情况下并不存在，分为干啰音和湿啰音两种。

（1）干啰音

1）形成机制：是由于气管、支气管或细支气管狭窄或部分阻塞，气流吸入或呼出时发生湍流所产生的声音。

2）听诊特点：吸气及呼气时均可闻及，以呼气时明显，持续时间较长，强度、性质和部位易改变，在瞬间内数量可明显增加。

3）分类：按音调高低可分为两种：①鼾音，又称低调干啰音，多发生于气管或主支气管。音调低而响亮，似熟睡时的鼾声。②哮鸣音，又称高调干啰音，类似于鸟鸣、飞箭或哨笛音，多发生于较小支气管或细支气管。

4）临床意义：发生于双侧肺部的干啰音，常见于支气管哮喘、慢性支气管炎和心源性哮喘等。局限性干啰音是由于局部支气管狭窄所致，常见于支气管内膜结核或肿瘤等。

（2）湿啰音

1）形成机制：①系由于吸气时气体通过呼吸道内的稀薄分泌物如渗出液、痰液、血液、黏液和脓液等，形成的水泡破裂所产生的声音，故又称水泡音。②细小支气管壁因分泌物黏着而陷闭，当吸气时突然张开重新充气所产生的爆裂音。

2）听诊特点：①吸气、呼气均可听到，但以吸气末明显。②一次可连续多个出现，断续而短暂。③部位较恒定，性质不易变，咳嗽后可减轻或消失。④中、小水泡音或其中两种可同时存在。

3）湿啰音的分类：按呼吸道腔径大小和腔内渗出物的多寡分大、中、小湿啰音和捻发音。其湿啰音发声部位及特点见表2-1。

表 2-1 湿啰音的分类及特点

分类	特点
大水泡音	又称粗湿啰音，发生于气管、主支气管或空洞部位，多出现在吸气早期
中水泡音	又称中湿啰音，发生于中等支气管，多出现在吸气中期
小水泡音	又称细湿罗音，发生于小的支气管或肺泡内，多出现在吸气末期

4）临床意义：湿啰音具有很重要的临床意义。湿啰音出现在局部，见于局部病变，如支气管扩张症、肺结核或肺炎等；两肺底部湿啰音，见于左心功能不全所致的肺淤血、支气管肺炎；布满两肺的湿啰音，见于急性肺水肿等。

4. 语音共振　又称听觉语音，同语音震颤产生的机制相似，通过听觉感受，较触诊更为敏感。评估时嘱评估对象发出“一”的长音，喉部发音产生的振动经气管、支气管、肺泡传导至胸壁，用听诊器可听到柔和而不清楚的弱音。听诊时应上下左右比较。语音共振改变的临床意义同语音震颤。

5. 胸膜摩擦音　与胸膜摩擦感产生机制相同。其声音颇似用一手掩耳，以另一手指在其手背上摩擦时听到的声音，特点为吸气和呼气时均可闻及，以吸气末或呼气初最为明显，屏气时消失，深呼吸或听诊器体件上加压时可增强。摩擦音可发生于任何部位，以前下侧胸壁最易闻及。胸腔积液增多时，两层胸膜被分开，摩擦音可消失，见于结核性胸膜炎、肺梗死、胸膜肿瘤和尿毒症等。

（五）肺与胸膜常见疾病的体征

肺与胸膜常见疾病的体征见表 2-2。

表 2-2 肺与胸膜常见疾病的体征

疾病	胸廓	呼吸运动	气管位置	语音震颤	叩诊音	呼吸音	啰音
大叶性肺炎	对称	患侧减弱	居中	患侧增强	浊音	支气管呼吸音	湿啰音
肺气肿	桶状	双侧减弱	居中	双侧减弱	过清音	减弱、呼气长	多无
支气管哮喘	对称	双侧减弱	居中	双侧减弱	过清音	减弱、呼气长	哮鸣音
肺不张	患侧平坦	患侧减弱	移向患侧	减弱或消失	浊音	减弱或消失	无
胸腔积液	患侧饱满	患侧减弱	移向健侧	减弱或消失	实音	减弱或消失	无
气胸	患侧饱满	患侧减弱或消失	移向健侧	减弱或消失	鼓音	减弱或消失	无

目标检测

一、名词解释

1. 潮式呼吸　2.“三凹征”　3. 皮下气肿
4. 橘皮样改变　5. 湿啰音

二、填空题

1. 胸骨柄与胸骨体交接处向前凸起而成_______，两侧分别与_______相连接，为计数_______的主要标志。
2. 扁平胸的胸廓左右横径为_______；桶状胸为_______；鸡胸_______。
3. 正常成人胸部叩诊音有_______、_______、_______和_______。
4. 叩诊正常肺下界，在平静呼吸时，肺下界在锁骨中线_______，腋中线_______，肩胛下角线_______。正常肺下界移动度为_______cm。
5. 正常呼吸音包括_______、_______和_______。
6. 触诊乳房时，应着重注意_______、_______、_______等几个方面。

三、选择题

（一）A 型题

1. 常用以计数肋骨的主要标志是（　　）
   A. 胸骨柄　　B. 胸骨体
   C. 腹上角　　D. 胸骨角
   E. 第 12 肋
2. 常用以计数胸椎的标志是（　　）
   A. 肩胛骨　　B. 肩胛下角
   C. 肋脊角　　D. 脊柱棘突
   E. 第 7 颈椎棘突
3. 关于胸壁静脉的叙述，下列哪项是错误的（　　）
   A. 正常胸壁无明显静脉显露
   B. 当血流受阻后侧支循环建立则胸壁静脉充盈曲张
   C. 可根据静脉血流方向鉴别上下腔静脉阻塞
   D. 上腔静脉阻塞时，静脉血流方向自下而上
   E. 下腔静脉阻塞时，静脉血流方向自下而上
4. 胸廓前后径小于左右径的一半称为（　　）
   A. 桶状胸　　B. 佝偻病胸
   C. 串珠胸　　D. 漏斗胸
   E. 扁平胸
5. 乳房触诊采用的方法是（　　）
   A. 浅部触诊法　　B. 深部触诊法
   C. 滑动触诊法　　D. 深压触诊法
   E. 浮沉触诊法
6. 关于叩诊音，下列哪项不正确（　　）
   A. 正常肺组织叩诊音为清音
   B. 被少量含气组织覆盖的实质脏器的叩诊音为实音
   C. 实质脏器的叩诊音为实音
   D. 中空脏器的叩诊音为鼓音
   E. 肺气肿时叩诊音为过清音
7. 触觉语颤减弱或消失主要见于（　　）
   A. 肺炎　　B. 气胸
   C. 肺脓肿　　D. 肺梗死
   E. 肺结核空洞
8. 正常人不应在下列哪一部位听到支气管呼吸音（　　）
   A. 喉部　　B. 胸骨上窝
   C. 锁骨上窝　　D. 背部第 6、7 颈椎附近
   E. 背部第 1、2 胸椎附近
9. 正常人右锁骨中线第 6 肋间的叩诊音是（　　）
   A. 清音　　B. 浊音
   C. 实音　　D. 鼓音
   E. 过清音
10. 肺气肿患者的肺部叩诊音呈（　　）
   A. 清音　　B. 鼓音
   C. 过清音　　D. 浊音
   E. 实音

（二）X 型题

11. 关于叩诊音，下列各项正确的是（　　）
   A. 正常肺组织叩诊音为清音
   B. 被少量含气组织覆盖的实质脏器的叩诊音为实音
   C. 实质脏器的叩诊音为实音
   D. 中空脏器的叩诊音为鼓音
   E. 肺气肿时叩诊音为过清音
12. 在肺实变体征中，下列正确的是（　　）
   A. 患侧呼吸运动减弱　B. 患侧语颤减弱
   C. 患侧叩诊浊音　　D. 可闻及管状呼吸音
   E. 可闻及湿啰音

四、问答题

1. 湿啰音的听诊特点有哪些？
2. 大量胸腔积液患者的体征有哪些？
3. 病例分析

患者，王某，男，68 岁。慢性支气管炎、慢性阻塞性肺气肿病史 20 余年，今晨起咳嗽、咳痰后，突然左侧胸剧烈疼痛，呼吸困难，前来就诊。评估发现患者呼吸困难，表情痛苦，气管向右侧移位，左侧胸廓饱满，呼吸运动减弱。

问题：

（1）请问还能发现哪些胸部阳性体征？

（2）从症状、体征分析，患者可能发生了什么？

（金　花）

实训五　心脏和周围血管检查

目的要求

1. 学会心脏视诊、触诊、叩诊、听诊的方法；熟悉心脏视诊、触诊、叩诊、听诊的部位、顺序

及内容,掌握心脏视诊、触诊、叩诊、听诊的评估要点。

2. 了解心脏评估时震颤、心脏杂音的性质、临床分度的临床意义。

3. 熟悉各种异常脉搏、周围血管征的评估方法及临床意义。

实 训 方 法

1. 让学生观看有关心脏、周围血管检查的教学视频资料。

2. 教师示教心脏、周围血管检查的检查方法,学生认真观察教师的检查程序和方法。

3. 学生分组,每2名同学分别作为被评估者与评估者,相互进行检查练习。教师巡回指导,以规范、正确的检查方法纠正学生的错误。

4. 实验结束前教师进行教学评价及总结,指出学生在实训中的优缺点及存在的问题。

实 训 器 材

多媒体教室、听诊器、心脏模型、心肺模拟听诊仪、直尺、标记笔、血压计。

实 训 内 容

一、心 脏 检 查

心脏检查是身体检查的重要部分,心脏检查时,评估对象多取卧位、半卧位或坐位,在一个安静、光线充足的环境里进行。心脏检查内容按照视诊、触诊、叩诊、听诊顺序依次进行。

(一) 视诊

视诊内容有心前区外形、心尖搏动的位置、范围、强弱、节律、频率等。

1. 心前区外形　正常人心前区外形与右侧相应部位对称,无异常隆起或凹陷。儿童时期患心脏疾病伴心脏增大,可将发育中的胸壁向外挤推而致心前区隆起,成人患有大量心包积液时,心前区可饱满。

2. 心尖搏动　主要代表左心室搏动,心脏收缩时,心尖向前冲击前胸壁相应部位,使肋间软组织向外搏动而形成。

(1) 正常心尖搏动:位于左侧第5肋间锁骨中线内0.5~1.0cm处,搏动范围的直径为2.0~2.5cm。观察心尖搏动时,需注意其位置、强度、范围、节律及频率。部分正常人可看不到心尖博动(胸壁厚或被乳房遮盖)。

(2) 心尖搏动位置的改变

1) 生理性改变:心尖搏动的位置可因体位、体型和呼吸的影响而有所变化。

2) 病理性改变:①心脏疾病,左心室增大时,心尖搏动向左下移位;右心室增大时,心尖搏动向左移位;全心增大时,心尖搏动向左下移位,并伴心界向两侧扩大。②胸部疾病,一侧胸腔积液或气胸,心尖搏动随心脏移向健侧;一侧肺不张或胸膜粘连,心尖搏动移向患侧。③腹部疾病,大量腹水或腹腔巨大肿瘤等使横膈抬高,心尖搏动随之向上移位。

(3) 心尖搏动强度及范围的改变:胸壁厚或肋间隙窄者,心尖搏动减弱,范围缩小;胸壁薄或肋间隙宽者,心尖搏动强,范围较大;儿童、剧烈运动或情绪激动时,心尖搏动增强,搏动范围增大。

在病理情况下,心尖搏动减弱或消失见于心肌炎、心肌梗死、肺气肿、心包积液、左侧胸腔大量积液等疾病;心尖搏动增强、范围增大见于左心室肥大、甲状腺功能亢进症、发热和严重贫血等。

(4) 负性心尖搏动:心脏收缩时,心尖搏动内陷,主要见于粘连性心包炎与周围组织有广泛粘连时,又称为 Broadbent 征。

3. 心前区异常搏动　正常人心前区无异常搏动,以下是临床上常见的异常搏动。

(1) 胸骨左缘第 3 ~ 4 肋间出现异常搏动,见于右心室肥大。

(2) 剑突下搏动,见于肺气肿伴右心室肥大,也可见于腹主动脉瘤。

(3) 胸骨右缘第 2 肋间异常搏动,见于升主动脉扩张或升主动脉瘤。

(二) 触诊

心脏触诊时手要温暖,检查者先用右手全手掌置于心前区开始检查,然后逐渐缩小到手掌尺侧(小鱼际)或示指、中指和环指指腹并拢进行触诊,注意心尖搏动的位置、强度,有无震颤和心包摩擦感。

1. 心尖搏动及心前区搏动　检查心尖搏动的位置、强弱和范围,较视诊更准确,尤其在视诊看不清心尖搏动的情况下,触诊常能发现。由于心尖搏动的凸起标志着心室收缩期的开始,故可用其触诊来判断震颤、心音和杂音出现的时相,亦可了解心率和心律。左心室肥大时,触诊的手指可被强有力的心尖搏动抬起,称抬举性心尖搏动,为左心室肥大的重要体征。对视诊所列的心前区其他异常搏动也可运用触诊进一步确定或鉴别。

2. 震颤　用手触诊时感觉到的一种微细振动称为震颤,与猫喉部摸到的呼吸震颤类似,又称猫喘,为器质性心血管疾病的特征性体征。它是血液经狭窄的口径或循异常的方向流动形成湍流造成瓣膜、血管壁或心腔壁振动传至胸壁所致。发现震颤后应注意其部位、发生的时期(收缩期、舒张期或连续性),然后分析其临床意义。由于触诊对低频振动较灵敏,而听诊时高频振动较灵敏,因此有震颤时一定可以听到杂音,但有杂音时不一定能触到震颤。临床上凡触及震颤均可认为心脏有器质性病变,常见于某些先天性心血管疾病及狭窄性瓣膜病变。心前区震颤的临床意义见表 2-3。

表 2-3　心前区震颤的临床意义

时相	部位	临床意义
收缩期	胸骨右缘第 2 肋间	主动脉瓣狭窄
	胸骨左缘第 2 肋间	肺动脉瓣狭窄
	胸骨左缘第 3、4 肋间	室间隔缺损
舒张期	心尖区	二尖瓣狭窄
连续性	胸骨左缘第 2 肋间及其附近	动脉导管未闭

3. 心包摩擦感　是心前区以胸骨左缘第 3、4 肋间易触及的一种摩擦振动感,在收缩期及舒张期均能触及,以收缩期、前倾体位或深呼气末更为明显。心包摩擦感是由于急性心包炎时心包膜纤维素渗出致表面粗糙,心脏收缩时脏层与壁层心包摩擦产生的振动传至胸壁所致。

(三) 叩诊

心脏叩诊用于确定心界的大小及其形状。心脏浊音界包括相对及绝对浊音界两部分。心脏左右缘被肺遮盖的部分,叩诊呈相对浊音,其边界为相对浊音界,而不被肺遮盖的部分叩诊呈绝对浊音,其边界为绝对浊音界。叩诊心界是叩诊心脏相对浊音界,反映心脏的实际大小。

1. 叩诊方法　叩诊时,评估对象取仰卧位或坐位,采取间接叩诊法。当评估对象取平卧位时,板指与肋间平行;取坐位时,板指与心缘平行而与肋间垂直。叩诊力度适当,用力均匀,按先左后右,由外向内,自下而上的顺序,以听到声音由清音变为浊音来确定心界。叩诊心脏左界时,从心尖搏动最强点外 2 ~ 3cm 处(一般为第 5 肋间左锁骨中线稍外)开始,由外向内逐渐叩诊,至叩诊音由清音变为浊音时,示已达心脏边界,用笔作一标记,如此逐一肋间自下向上叩诊至第2肋间。叩诊心脏右界时，先沿锁骨中线叩出肝上界，然后于其上一肋间（通常为第4肋间）开始，由外向内叩出浊音界，作标记，按肋间依次向上叩至第2肋间。用硬尺测量前正中线至各标记点的垂直距离，再测量左锁骨中线距前正中线的距离，以记录心脏相对浊音界的位置。

2. 正常心浊音界　正常心脏相对浊音界至前正中线的距离见表2-4。

表2-4　正常心脏相对浊音界

右界（cm）	肋间	左界（cm）
2～3	2	2～3
2～3	3	3.5～4.5
3～4	4	5～7
	5	7～9

注：左锁骨中线距前正中线8～10cm。

3. 心浊音界各部的组成　心脏左界第2肋间处相当于肺动脉段，第3肋间为左心耳，第4、5肋间为左心室，其中血管与左心室交接处向内凹陷，称心腰。右界第2肋间相当于升主动脉和上腔静脉，第3肋间以下为右心房。

4. 心浊音界的改变　心浊音界的大小、形状和位置可因心脏病变及心外因素的影响而发生改变。

（1）心脏因素

1）左心室增大：心浊音界向左向下扩大，心腰加深，心界呈靴形，常见于高血压性心脏病、主动脉瓣关闭不全，又称主动脉型心。

2）右心室增大：轻度增大时仅使绝对浊音界增大；显著增大时，相对浊音界向左右扩大，以向左扩大明显，常见于肺心病。

3）左、右心室增大：心浊音界向两侧增大，且左界向左下增大，称普大型心，常见于扩张型心肌病、克山病等。

4）左心房与肺动脉扩张：心腰部饱满或膨出，心界呈梨形，常见于二尖瓣狭窄，又称二尖瓣型心。

5）心包积液：心包积液达一定量时，心界向两侧扩大，并随体位改变而发生变化。坐位时心浊音界呈三角烧瓶样，仰卧位时心底部浊音区明显增宽呈球形，此种变化为心包积液的特征性体征。

（2）心外因素：大量胸腔积液或气胸时，患侧的心界叩不出，健侧心界向外移位；肺气肿时，心浊音界变小或叩不出；腹腔大量积液或巨大肿瘤时，膈肌上抬，心脏呈横位，心界向左扩大。

（四）听诊

听诊是心脏检查最重要的方法，但较难掌握。听诊心脏时，环境应安静，评估对象一般采取仰卧位或坐位，必要时可让评估对象改变体位，以便更好地听清心音或杂音。内容包括心率、心律、心音、额外心音、杂音和心包摩擦音等。

1. 心脏瓣膜听诊区　心脏各瓣膜开放与关闭时所产生的声音传导至体表最易听清的部位称心脏瓣膜听诊区，与其解剖位置不完全一致，通常有5个心脏瓣膜听诊区。

（1）二尖瓣区：位于心尖搏动最强点，又称心尖区。

（2）肺动脉瓣区：胸骨左缘第2肋间。

（3）主动脉瓣区：胸骨右缘第2肋间。

（4）主动脉瓣第二听诊区：胸骨左缘3、4肋间。

(5) 三尖瓣区:胸骨体下端左缘(或胸骨左缘第4、5肋间隙)。

2. 听诊顺序 通常按逆时针方向自二尖瓣区开始,依次为肺动脉瓣区、主动脉瓣区、主动脉瓣第二听诊区和三尖瓣区。

3. 听诊内容 包括心率、心律、心音、杂音。

(1) 心率:为每分钟心搏的次数。一般在心尖部听取第一心音,计数1分钟。正常成人心率多为60~100次/分,3岁以下儿童多在100次/分以上,老年人多偏慢。成人心率超过100次/分,婴幼儿超过150次/分称为心动过速。心率低于60次/分称为心动过缓。

(2) 心律:为心脏跳动的节律。正常成人心律规则,部分青年人可出现随呼吸改变的心律;吸气时心率增快,呼气时减慢,称窦性心率不齐,一般无临床意义。听诊能够发现的心律失常以期前收缩(早搏)和心房颤动(房颤)最常见。

1) 期前收缩:是在规则心律基础上突然提前出现的心音。听诊特点为:①在规则心律基础上,突然提前出现一次心跳,后有一较长间歇。②提前出现的心跳的第一心音增强,第二心音减弱或难以听到。生理情况下,情绪激动、酗酒、疲劳等可出现一过性期前收缩;病理情况下见于各种器质性心脏病、洋地黄中毒、低钾血症、心脏手术等。

期前收缩可以规律的形式出现,每一次正常心脏搏动之后出现一次期前收缩,称为二联律;每两次正常心脏搏动之后出现一次期前收缩,称为三联律。

2) 心房颤动:由心房内异位节律点发出异位冲动产生的多个折返所致。听诊特点:①心律绝对不规则。②第一心音强弱不等。③心率大于脉率,称脉搏短绌。心房颤动常见于二尖瓣狭窄、冠心病、高血压性心脏病、甲状腺功能亢进症等。

(3) 心音:共有4个,按其在心动周期中出现的先后,依次命名为第一心音(S_1)、第二心音(S_2)、第三心音(S_3)和第四心音(S_4)。正常情况下,通常只能听到S_1和S_2,S_3可在部分健康儿童和青少年中听到,而S_4一般听不到,如能听到多属病理情况。

1) S_1:出现在心室收缩开始时,主要由二尖瓣和三尖瓣关闭引起的振动所产生。血流的突然加速或减速导致大血管和心室壁的振动等因素,也参与S_1的形成。S_1的出现标志着心室收缩的开始。听诊特点:①音调较低钝;②强度较响;③所占时间较长(持续约0.1秒);④与心尖搏动同时出现;⑤心尖部听诊最清楚。

2) S_2:出现在心室舒张早期,主要是由于主动脉瓣和肺动脉瓣突然关闭引起瓣膜及血管壁振动所产生。S_2的出现标志着心室舒张的开始。听诊特点:①音调较高而脆;②强度较S_1弱;③所占时间较短(约0.08秒);④在心尖搏动之后出现;⑤心底部听诊最清楚。

3) S_3:出现在心室舒张早期,是由于心室快速充盈期末,血流冲击心室壁、心室肌纤维伸展延长,使房室瓣、腱索和乳头肌突然紧张、振动所致。听诊特点是音调低钝,持续时间短(约0.04秒),强度弱,在心尖部及其内上方仰卧位、呼气时听诊较清楚。

4) S_4:出现在心室舒张末期,约在S_1前0.1秒。一般认为S_4的产生与心房收缩使房室瓣及其相关结构突然紧张振动有关。

S_1与S_2是听诊心音的重要环节,只有正确区分S_1和S_2之后,才能判定心室收缩期和舒张期,S_1至S_2之间为心室的收缩期,S_2至下一心动周期的S_1之间为心室的舒张期。S_1与S_2的鉴别为:①S_1音调较低,时间较长,以心尖部最响;S_2音调较高,时间较短,以心底部最响。②S_1与S_2的间隔较短;S_2与下一心动周期S_1的间隔则较长。③S_1与心尖搏动同时出现,与颈动脉搏动也几乎同时出现;而S_2则出现于心尖搏动之后。

(4) 心音异常

1) 心音强度改变:①S_1改变,与心肌收缩力、心室充盈情况、瓣膜弹性及位置有关。S_1增强常见于二尖瓣狭窄,这主要是由于舒张期心室充盈减少,以致在心室开始收缩时二尖瓣位置低垂，加之心室收缩时间缩短、左心室内压上升加速，造成瓣膜关闭振动幅度大，因而 S_1 亢进。另外，高热、贫血、甲状腺功能亢进等疾病时，由于心肌收缩加快、增强可使 S_1 增强。S_1 减弱见于二尖瓣关闭不全，由于左心室过度充盈、二尖瓣位置较高、活动幅度减小所致。其他如心肌炎、心肌病等疾病由于心肌收缩力减弱致 S_1 低钝。②S_2 改变，S_2 的强弱主要取决于主动脉和肺动脉内压力、半月瓣的弹性和完整性。S_2 有两个主要部分，即主动脉瓣区第二心音（A_2）和肺动脉瓣区第二心音（P_2），通常 A_2 在主动脉瓣区最清楚，P_2 在肺动脉瓣区最清晰。一般情况下，青少年 $P_2>A_2$，成年人 $P_2=A_2$，而老年人 $P_2<A_2$。A_2 增强，由主动脉内压增高所致，主要见于高血压、动脉粥样硬化。P_2 增强，由肺动脉内压增高所致，主要见于肺心病、二尖瓣狭窄等疾病。A_2 减弱是由于主动脉内压降低所致，主要见于主动脉瓣狭窄、主动脉瓣关闭不全等。P_2 减弱，为肺动脉内压降低所致，主要见于肺动脉瓣狭窄、肺动脉瓣关闭不全等。③S_1 和 S_2 同时改变，同时增强，见于劳动、情绪激动、贫血等使心脏活动增强时；同时减弱见于心肌炎、心肌病、左侧胸腔大量积液、肺气肿等。

2）心音性质改变：心肌严重病变时，S_1 失去原有的特征而与 S_2 相似，可形成“单音律”。当心率增快，收缩期与舒张期时限几乎相等，听诊如钟摆声，称为“钟摆律”。由于此音也与胎儿心音类似，故又称“胎心律”，见于重症心肌炎、心肌病、急性心肌梗死等。

3）心音分裂：听诊时出现一个心音分裂为两个心音的现象称为心音分裂。①S_1 分裂：是由于二尖瓣和三尖瓣的关闭时间明显不同步（>0.04 秒）所致，在三尖瓣区听诊较清楚，常见于右束支传导阻滞。②S_2 分裂：是由于主动脉瓣和肺动脉瓣关闭明显不同步所致，在肺动脉瓣区听诊较明显。临床上较常见，生理情况下见于健康儿童和青少年，于深吸气末可闻及，病理情况下见于二尖瓣关闭不全、室间隔缺损等。

（5）额外心音：指在正常心音 S_1、S_2 之外听到的附加心音，多属病理性。大多数出现在舒张期，也可出现在收缩期。①奔马律：系在 S_2 之后出现的响亮额外音，当心率快时与原有的 S_1、S_2 组成的韵律，类似马奔跑时的蹄声，故称奔马律。奔马律是心肌严重受损的体征。按其出现时间的早晚可分为：舒张早期奔马律、舒张晚期奔马律和重叠型奔马律。其中以舒张早期奔马律最常见。一般认为舒张早期奔马律是由于心室舒张期负荷过重，心肌张力减低与顺应性减退，以致心室舒张时血液充盈引起室壁振动。它的出现提示心脏功能失代偿，是心肌受损的重要体征。由于发生机制与 S_3 相似，额外心音也称为病理性第三心音或第三心音奔马律，但两者应予以鉴别（表 2-5）。②开瓣音：又称二尖瓣开放拍击音，见于二尖瓣狭窄，舒张早期血液自左心房迅速流入左心室时，弹性尚好的瓣叶迅速开放后又突然停止所致瓣叶振动引起的拍击样声音，是 S_2 后高调清脆的附加音，在心尖内上方尤为清楚。开瓣音的存在提示二尖瓣瓣叶弹性及活动尚好。③心包叩击音：见于缩窄性心包炎者，为舒张早期心室急速充盈时，由于心包增厚，阻碍心室舒张使心室在舒张过程中被迫骤然停止导致室壁振动而产生的声音。在 S_2 后约 0.1 秒出现，为一较强而短促的额外心音，心尖部和胸骨下端左缘听诊清楚。

表 2-5 病理性第三心音与 S_3 的鉴别

鉴别点	病理性第三心音	第三心音（S_3）
原发病	器质性心脏病	健康人，尤其儿童和青少年多见
心率	快，多大于 100 次/分	多出现在心率较慢时
心音距离	3 个心音的间距大致相同	S_3 距 S_2 较近
心音性质	3 个心音性质相近	3 个心音不同
体位影响	不受体位影响	于坐位或立位时消失

1）收缩期额外心音：心脏在收缩期也可出现额外心音，可分为收缩早期喷射音和收缩中晚期喀喇音，但临床意义相对较小。

2）医源性额外心音：是由于人工器材置入心脏后导致的额外心音，常见有人工瓣膜音和人工起搏音。

（6）心脏杂音：是指在心音与额外心音之外出现的具有不同频率及不同强度、持续时间较长的夹杂声音。它可与心音分开或相连续，甚至完全掩盖心音。杂音对某些心血管疾病的诊断具有重要意义。

1）杂音的产生机制：杂音是由于血流速度加快、瓣膜口狭窄或瓣膜关闭不全、异常通道、心腔内漂浮物、血管腔扩大或狭窄时，血流产生湍流，使心壁、瓣膜或血管壁产生振动所致（图 2-1）。

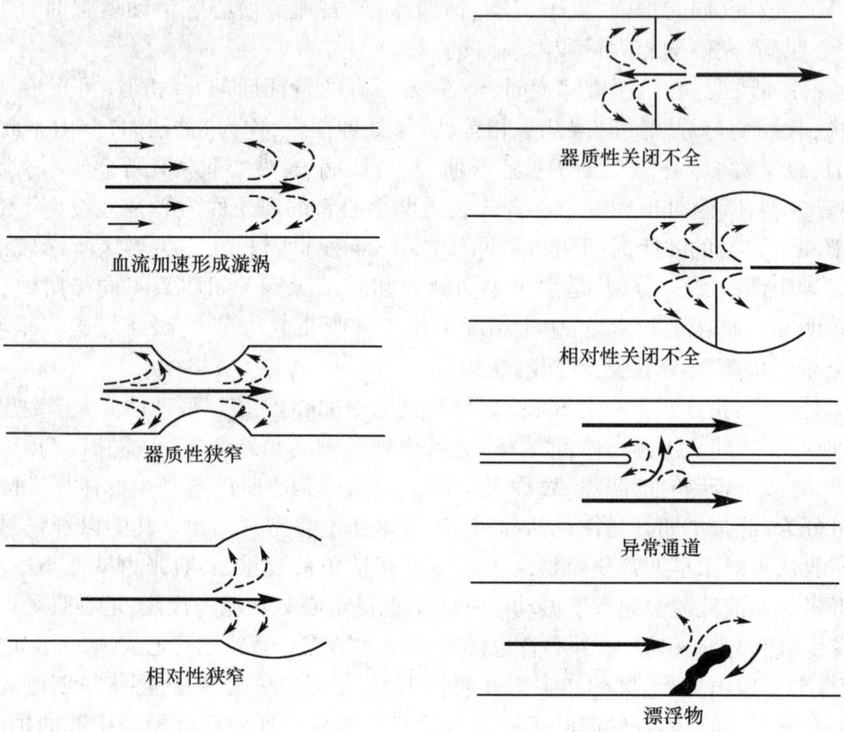

图 2-1　心脏杂音产生机制示意图

2）杂音的听诊要点：当听到杂音时，应根据其最响部位、出现时期、性质、传导、强度及其与呼吸、体位和运动的关系等方面来分析判断其临床意义。

A. 部位：杂音的最响部位常与病变部位有关。一般来说，杂音在某瓣膜听诊区最响，则提示该瓣膜有病变。

B. 时期：发生在 S_1 和 S_2 之间的杂音，称为收缩期杂音；发生在 S_2 与下一心动周期的 S_1 之间者，称为舒张期杂音；杂音在收缩期和舒张期连续出现者，称为连续性杂音。一般认为，舒张期杂音和连续性杂音均为病理性器质性杂音，而收缩期杂音则有器质性和功能性两种可能。

C. 性质：杂音性质常以吹风样、隆隆样、叹气样、机器样、喷射样、乐音样等形容。按音调高低可形容为柔和、粗糙。一般而言，功能性杂音较柔和，器质性杂音较粗糙。不同音色与音调的杂音，反映不同的病理变化。临床上可根据杂音的性质，推断不同的病变，如心尖区舒张期隆隆样杂音是二尖瓣狭窄的特征;心尖区粗糙的吹风样全收缩期杂音,常提示二尖瓣关闭不全;心尖区柔和而高调的吹风样杂音常为功能性杂音;主动脉瓣区舒张期叹气样杂音为主动脉关闭不全等。

D. 传导:杂音常沿血流方向传导,根据杂音最响部位及其传导方向,可判断杂音来源及其病理性质,如二尖瓣关闭不全的杂音向左腋下传导,主动脉瓣狭窄的杂音向颈部传导,而二尖瓣狭窄的心尖区隆隆样杂音则较局限,不向他处传导。

E. 强度:即杂音的响度。杂音的强弱与多种因素有关:①狭窄程度,一般狭窄越重,杂音越强,但若严重狭窄以致通过的血流极少,杂音反而减弱或消失;②血流速度,血流速度增快时杂音可增强;③压力阶差,狭窄口两侧压力阶差越大,杂音越强;④心肌收缩力,推动血流的力量越大杂音越强,心衰时心肌收缩力减弱,杂音减弱。收缩期杂音强度通常采用 Levine 6 级分级法分为 6 级(表 2-6)。记录杂音强度时,以杂音的级别为分子,6 级为分母,如杂音强度为 3 级,应记录为 3/6 级杂音。一般认为 3/6 级及以上的收缩期杂音多为器质性。舒张期杂音多为器质性,一般不分级。

表 2-6 心脏杂音 Levine 6 级分级法

级别	评价
1	很弱,安静环境下仔细听诊才能听出
2	较易听到的弱杂音
3	中等响度的杂音
4	响亮的杂音,通常伴有震颤
5	杂音很响,但听诊器离开胸壁即听不到,有明显震颤
6	杂音震耳,即使听诊器离开胸壁一定距离也能听到,有强震颤

F. 体位呼吸和运动对杂音的关系:经体位改变、运动或深吸气、呼气及屏气等动作可使某些杂音增强或减弱,有助于杂音的判别。①体位改变:左侧卧位可使二尖瓣杂音更明显;前倾坐位可使主动脉瓣关闭不全的舒张期杂音更明显;仰卧位可使二尖瓣、三尖瓣关闭不全的舒张期杂音更明显。②呼吸影响:深吸气时,胸腔负压增加,回心血量增加,从而使与右心相关的杂音增强;深呼气时起源于左心的杂音增强;深吸气后紧闭声门并用力做呼气动作(Valsalva 动作)时,胸腔压力增高,回心血减少,经瓣膜产生的杂音多数都减轻。③运动:运动时心率增快,血流加速,心肌收缩力增强,心排血量增加,可使器质性杂音增强。

3)杂音的临床意义

A. 收缩期杂音:①二尖瓣区,包括功能性杂音、相对性杂音和器质性杂音。功能性杂音较常见,可见于部分正常人、剧烈运动等生理情况下,也可见于发热、贫血、甲状腺功能亢进症等病理情况下。听诊特点为性质柔和,吹风样,一般在 2/6 级以下。相对性杂音如相对性二尖瓣关闭不全,因左心室扩大所致,见于高血压性心肌病、扩张型心肌病、冠心病等,杂音特点为吹风样,性质较粗糙。而器质性杂音主要见于风湿性心脏病二尖瓣关闭不全,听诊特点为吹风样,性质粗糙、响亮、高调,多占据全收缩期,强度常在 3/6 级以上,并向左腋下或左肩胛下传导。②三尖瓣区,大多由于右心室扩大所致的相对性三尖瓣关闭不全引起,极少数为器质性病变。③主动脉瓣区,为粗糙喷射性收缩期杂音,向颈部传导,常伴有震颤,见于主动脉瓣狭窄。④肺动脉瓣区,肺动脉高压、肺动脉扩张所致的肺动脉瓣相对性狭窄时,可产生相对性杂音。⑤其他部位,室间隔缺损时,可在胸骨左缘第 3、4 肋间闻及响亮而粗糙的收缩期杂音,常伴震颤。功能性与器质性收缩期杂音鉴别见表 2-7。

表 2-7 收缩期功能性与器质性杂音的鉴别要点

鉴别要点	功能性杂音	器质性杂音
年龄	儿童、青少年多见	任何年龄
部位	肺动脉瓣和(或)心尖区	任何瓣膜区
性质	柔和,吹风样	粗糙,吹风样
持续时间	短促	较长,常为全收缩期
强度	一般为 2/6 级和以下	3/6 级和以上
传导	局限	传导较远而广泛

B. 舒张期杂音:多数是由于瓣膜器质性损害所致。①二尖瓣区:可因器质性或相对性二尖瓣狭窄引起。器质性主要见于风湿性心脏病二尖瓣狭窄,听诊特点为舒张中晚期隆隆样杂音,常伴震颤及第一心音增强。相对性杂音最常见于主动脉瓣关闭不全引起的相对性二尖瓣狭窄。听诊特点为性质柔和,无震颤,不伴第一心音增强。②主动脉瓣区:主要见于主动脉瓣关闭不全,听诊特点为舒张早期叹气样杂音,于主动脉瓣第二听诊区最清晰,杂音向心尖部传导。③肺动脉瓣区:器质性病变引起者少见,多由肺动脉高压、肺动脉扩张致肺动脉瓣相对关闭不全引起,听诊特点为吹风样或叹气样,常见于二尖瓣狭窄、肺源性心脏病等。

C. 连续性杂音:在第 2 肋间胸骨左缘及其附近,第一心音后不久开始,持续整个收缩期和舒张期,性质响亮、粗糙,似机器转动的噪声,故又称机器样杂音,常见于动脉导管未闭。

(7) 心包摩擦音:指脏层与壁层心包由于感染或理化因素致纤维蛋白沉积而粗糙,在心脏搏动时产生摩擦而出现的声音。心包摩擦音性质粗糙、音调较高、呈搔抓样,近在耳边,与心脏活动一致,与呼吸无关,屏气时摩擦音仍存在,可据此与胸膜摩擦音相鉴别。心包摩擦音可在整个心前区闻及,但以胸骨左缘第 3、4 肋间最易闻及,坐位前倾时更明显,见于心包炎、尿毒症、肿瘤、心肌梗死等。

(五) 循环系统常见疾病的主要体征

循环系统常见疾病的主要体征见表 2-8。

表 2-8 循环系统常见疾病的主要体征

疾病	主要体征	
二尖瓣狭窄	视诊	二尖瓣面容,心尖搏动可向左移位
	触诊	心尖搏动可向左移位,心尖部可触及舒张期震颤
	叩诊	心浊音界早期向左以后也向右扩大,心腰部膨出,呈梨形
	听诊	心尖部 S_1 亢进,较局限的递增型舒张期隆隆样杂音,可伴开瓣音。P_2 亢进,可出现分裂
二尖瓣关闭不全	视诊	心尖搏动向左下移位,较局限
	触诊	心尖搏动向左下移位,可成抬举性
	叩诊	心浊音界可向左扩大,后期亦可向右扩大
	听诊	心尖部有较粗糙的Ⅲ级以上收缩期吹风样杂音,常遮盖 S_1,并向左腋部或左肩胛下传导,P_2 亢进
主动脉瓣狭窄	视诊	心尖搏动正常或向左下移位,比较局限,强而有力
	触诊	心尖搏动向左下移位,抬举性,主动脉瓣区可触及收缩期震颤

续表

疾病		主要体征
	叩诊	心浊音界正常或向左下扩大
	听诊	心尖部 S_1 减弱，A_2 减弱或消失，亦可出现 S_2 逆分裂，可听到粗糙的收缩期喷射性杂音，常为3/6级以上，向颈部传导
主动脉瓣关闭不全	视诊	颜面苍白，点头运动，颈动脉搏动增强，心尖搏动向左下移位，较广泛有力，毛细血管搏动
	触诊	心尖搏动向左下移位，可成抬举性，有水冲脉
	叩诊	心浊音界向左下扩大，心腰凹陷，呈靴形
	听诊	心尖部 S_1 减弱，A_2 减弱或消失，主动脉瓣区及第二听诊区可听到舒张期叹气样杂音，合并相对性二尖瓣关闭不全时心尖部可有较柔和的收缩期吹风样杂音，相对二尖瓣狭窄时，心尖部出现 Austin-Flint 杂音，可有枪击音、杜柔双重杂音，脉压增加
心包积液	视诊	前倾坐位，心尖搏动明显减弱或消失
	触诊	心尖搏动减弱或触不到，脉搏快而弱，可有奇脉
	叩诊	心浊音界向两侧扩大，并随体位变化而改变
	听诊	积液量少时可闻及心包摩擦音，积液量多时摩擦音可消失，心率快、心音弱而遥远，偶可闻及心包叩击音

二、周围血管检查

周围血管检查主要包括脉搏、血压、周围血管征等。

（一）脉搏

动脉血管随心脏的收缩和舒张活动而相应出现扩张和收缩的搏动，称为动脉搏动，简称脉搏。检查脉搏主要采用触诊的方法。检查时，应选择浅表动脉，临床上常选用桡动脉。常用并拢的示指、中指和环指的指腹进行触诊。

1. 脉率　生理和病理变化及其临床意义与心率基本一致。正常人脉率等于心率，但在某些心律失常，如心房颤动、频发室性期前收缩等情况下，由于部分心搏的搏出量过少，周围动脉不能产生搏动，则出现脉率少于心率，称为脉搏短绌。

2. 脉律　可反映心搏的节律。正常人脉律较规则，有窦性心律不齐的脉搏可随呼吸发生改变，即吸气时脉率增快，呼气时减慢。各种心律失常时，则出现脉率不规则，如期前收缩呈二联律或三联律者可出现二联脉、三联脉；心房颤动者脉律绝对不规则，且强弱不等，常有脉搏短绌；房室传导阻滞者可出现脉搏脱漏。

3. 紧张度与动脉壁状态　脉搏的紧张度与动脉收缩压高低有关。检查时，常将三指指腹扪脉后，用近心端手指压迫阻断血流，逐渐施压直至远端手指触不到脉搏，此时近端手指完全阻断动脉搏动所施的压力，即为脉搏的紧张度。正常人动脉管壁光滑、柔软，并具有一定弹性，动脉硬化明显时，动脉壁变硬、弹性丧失，呈迂曲的索条状。

4. 强弱　脉搏的强弱与心脏每搏输出量、脉压和周围血管阻力的大小有关。每搏输出量增加、脉压增大、周围血管阻力减低时，脉搏有力而振幅大，称为洪脉，见于高热、甲状腺功能亢进症、主动脉瓣关闭不全等；反之，脉搏减弱，称为细脉，见于心力衰竭、休克、主动脉狭窄等。

5. 波形　脉搏搏动的情况可用脉波仪描记出具有一定形态的曲线，这一曲线称为脉搏的波形，临床上也可用触诊来粗略地估计脉搏的波形。

(1) 水冲脉:脉搏骤起骤降,急促而有力,犹如潮水涨落,故名水冲脉。检查时,紧握评估对象手腕掌面,将其前臂抬高过头,感受桡动脉的搏动。如感知明显的水冲脉,表明脉压增大,主要见于主动脉瓣关闭不全,亦可见于严重贫血、甲状腺功能亢进症等。

(2) 交替脉:指节律规则而强弱交替出现的脉搏。其机制是心肌收缩力强弱交替所致,是左心室功能衰竭的重要体征之一。

(3) 奇脉:吸气时,脉搏明显减弱甚至消失的现象称为奇脉,常见于心包积液、缩窄性心包炎所致心包填塞时。产生机制是心包填塞,吸气时由于右心舒张受限,回心血减少,因而右心排血量减少所致。

(4) 脉搏消失:即无脉,见于严重休克及多发性大动脉炎。

(二) 血压

血压通常指体循环动脉血压,是重要的生命体征。

1. 血压的测量方法

(1) 评估对象应保持安静,测前应休息 5 分钟以上。

(2) 脱去被测肢体的衣袖使血循环通畅(一般为右上肢)。

(3) 取坐位或仰卧位,肘部应与心脏在同一水平,自然伸直,并轻度外展。

(4) 将袖带的气囊部分对准肱动脉,紧贴皮肤缚于上臂,袖带下缘应在肘弯横纹上方 2 ~ 3cm 处。

(5) 将听诊器体件置于肘窝部、肱二头肌肌腱内侧的肱动脉处,轻压。

(6) 向袖带内充气,边充气边听诊,待肱动脉搏动消失,继续充气再将汞柱提高 20 ~ 30mmHg。

(7) 以恒定速度缓慢放气,使汞柱缓慢下降。听到第一次声音时的汞柱数值为收缩压,声音消失时汞柱数值为舒张压。

(8) 以同样办法重测 2 次,取最低值为血压值。

2. 血压标准　目前我国成人采用的高血压标准是根据临床及流行病学资料界定的,根据中国高血压防治指南(2005 年修订版)公布的标准,规定如表 2-9。

表 2-9　成人血压水平的定义和分类

类型	收缩压(mmHg)	舒张压(mmHg)
正常血压	<120	<80
正常高值	120 ~ 139	80 ~ 89
高血压		
1 级高血压(轻度)	140 ~ 159	90 ~ 99
2 级高血压(中度)	160 ~ 179	100 ~ 109
3 级高血压(重度)	≥180	≥110
单纯收缩期高血压	≥140	<90

注:若患者的收缩压和舒张压分属不同级别时,则以较高的分级为准;单纯收缩期高血压也可按照收缩压水平分为 1、2、3 级。

(三) 血压波动的临床意义

1. 高血压　定义为收缩压≥140mmHg 和(或)舒张压≥90mmHg。如果仅收缩压达到标准则称单纯收缩期高血压。临床上多数高血压为原发性高血压,部分为继发性高血压。后者多见于肾实质病变、肾动脉狭窄、嗜铬细胞瘤、妊娠中毒症等。

2. 低血压　血压低于90/60mmHg时称为低血压，常见于休克、急性心肌梗死、心包压塞等严重病症。低血压也可有体质的原因，患者自述一贯血压偏低，一般无症状。

3. 双侧上肢血压不对称　正常双侧上肢血压差别达5～10mmHg，若超过此范围则属异常，多见于多发性大动脉炎或先天性动脉畸形等。

4. 上下肢血压差异常　正常下肢血压高于上肢血压达20～40mmHg，如下肢血压等于或低于上肢血压，则提示相应部位动脉狭窄或闭塞，见于主动脉缩窄、胸腹主动脉型大动脉炎等。

5. 脉压改变　正常成人脉压为30～40mmHg，>40mmHg为脉压增大，多见于甲状腺功能亢进、主动脉瓣关闭不全、动脉硬化、严重贫血等；<30mmHg为脉压减少，见于主动脉瓣狭窄、心包积液、心力衰竭、休克等。

（四）周围血管征

周围血管征是由于脉压增大出现的体征，主要见于主动脉瓣关闭不全、甲状腺功能亢进症等脉压增大的疾病。除了可扪及水冲脉外，还有以下体征。

1. 枪击音　将听诊器胸件放在浅表大动脉（常选择股动脉或肱动脉）处，可闻及与心跳一致短促如射枪的声音，称为枪击音。

2. 杜柔（Duroziez）双重杂音　将听诊器胸件置于股动脉上，稍加压力，在收缩期与舒张期皆可闻及吹风样杂音。

3. 毛细血管搏动征　用手指轻压评估对象指甲甲床末端，或以清洁玻片轻压口唇黏膜，若出现红、白交替的节律性微血管搏动现象，称毛细血管搏动征。

目标检测

一、名词解释

1. 负性心尖搏动　2. 抬举性心尖搏动　3. 奔马律　4. 杂音　5. 周围血管征

二、填空

1. 心脏听诊内容包括________、________、________、________、________和________。

2. 一般健康成人的收缩压介于________mmHg，舒张压介于________mmHg，脉压为________mmHg。

三、选择题

（一）A型题

1. 正常人心脏搏动的描述，错误的是（　）
   A. 搏动范围以直径计算为1.0～1.5cm
   B. 可位于第5肋间左锁骨中线内0.5cm
   C. 可位于第4肋间隙
   D. 可位于第6肋间隙
   E. 体位、体型对心脏搏动位置有影响

2. 关于心脏听诊，下列哪项是错误的（　）
   A. 听诊顺序按病变好发部位一般由二尖瓣区开始，依次为主动脉瓣区、第二主动脉瓣区、肺动脉瓣区、三尖瓣区
   B. 听诊内容应包括心率、心律、心音、杂音等
   C. 成人正常心率应在60～100次/分
   D. 听诊杂音时应注意杂音的部位、时期、性质、强度、传导等
   E. 健康青年及儿童可有窦性心律不齐，表现为呼气时心率加快，吸气时心率减慢

3. 心尖部触及舒张期震颤提示（　）
   A. 室间隔缺损　B. 房间隔缺损
   C. 二尖瓣狭窄　D. 二尖瓣关闭不全
   E. 主动脉瓣瓣关闭不全

4. 患者，女，38岁，触诊发现心尖搏动位于左侧第6肋间锁骨中线外1cm处，呈抬举性，常提示（　）
   A. 左心室扩大　B. 右心室肥大
   C. 心包积液　D. 左心房扩大
   E. 左心室肥大

（二）X型题

5. 心房颤动的听诊特点正确的是（　）
   A. 心室律绝对不规则　B. 第一心音强弱不等
   C. 可听到第二心音分裂　D. 心室率大于脉率
   E. 可听到期前收缩

6. 关于心脏杂音描述正确的是(　　)
   A. 发生在第一心音和第二心音之间者称为舒张期杂音
   B. 发生在第二心音和下一个心动周期的第一心音之间者称为收缩期杂音
   C. 2 级及其以下收缩期杂音多为功能性
   D. 3 级及其以上收缩期杂音多为器质性
   E. 杂音产生的机制是由于血流加速或血流紊乱,产生湍流,并形成湍流场,使心壁或大血管壁产生振动所致
7. 主动脉瓣关闭不全的周围血管征是(　　)
   A. 毛细血管搏动征　　B. 水冲脉
   C. 枪击音　　D. 肝颈静脉回流征
   E. 奇脉

四、问答题

1. 如何鉴别第一心音和第二心音?
2. 说出心脏瓣膜听诊区及位置。
3. 病例分析

某患者体检,心率 94 次/分,吸气时心率增快,呼气时心率减慢,心尖部有舒张期杂音,心底部第二心音亢进。

问题:

请指出体检中发现的阳性体征?

(金　花)

实训六　腹部检查

目的要求

1. 掌握腹部的检查方法。
2. 熟悉腹部的检查内容和注意事项。
3. 了解腹部常见体征的临床意义。

实训方法

1. 让学生观看有关腹部检查的教学视频资料。
2. 教师示教腹部检查的检查方法,学生认真观察教师的检查程序和方法。
3. 学生分组,每 2 名同学分别作为评估者与被评估者,相互检查进行练习。教师巡回指导,以规范、正确的检查方法纠正学生的错误。
4. 实验结束前教师进行教学评价及总结,指出学生在实训中的优缺点及存在的问题。

实训器材

卷尺、小米尺、听诊器等。

实训内容

一、体表标志及分区

腹部按视诊、听诊、触诊、叩诊顺序及方法进行检查,其中以触诊最为重要。检查内容包括腹部外形、腹壁、肝、胆、胰、脾、肾等重要器官检查。检查腹部时应先由正常部位开始逐渐移向病变部位,全面仔细地检查。

腹部体表标志如下。

(一) 腹部范围

上界为横膈,下界为盆底,前面和侧面为腹壁,后面为脊柱和腰肌。

（二）常用的体表标志

1. 剑突　是胸骨下端的软骨，是腹部的上界，常作为肝脏测量的标志。

2. 肋弓下缘　肋弓由第 8～10 肋软骨构成，其下缘为体表腹部上界，常用于腹部分区及肝、脾测量。

3. 脐　为腹部的中心，平第 3～4 腰椎间，为腹部分区及腰椎穿刺、阑尾压痛点的定位标志。

4. 髂前上棘　髂嵴前方突出点，为腹部分区法标志及常用骨髓穿刺部位。

5. 腹直肌外缘　相当于锁骨中线的延续，右侧腹直肌外缘与肋缘交界处为胆囊点。

6. 腹中线（腹白线）　是前正中线的延续，是腹部四区分法的垂直线。

7. 腹股沟韧带　位于腹部两侧下部，是寻找股动脉、股静脉的标志。

8. 耻骨联合　由两耻骨间的纤维软骨连接而成，是腹部体表的下界。

（三）腹部分区

1. 四区法　通过脐分别划一水平线与一垂直线，两线相交，将腹部分为四个区，即左上腹部、左下腹部、右上腹部和右下腹部（图 2-2）。

2. 九区法　用两条水平线和两条垂直线，将腹部分为九个区。上面的水平线为两肋弓下缘连线，下面的水平线为髂棘线，即两侧髂前上棘的连线。左右两条垂直线是在髂前上棘至腹正中线的水平线的中点上所做的垂直线（图 2-3）。这四条线相交将腹部分成九个区。自上而下，正中的三区为上腹部、脐部（中腹部）和下腹部；两侧各三区，分别称为左、右季肋部（左、右上腹部），左、右腰部（左、右侧腹部）和左、右髂部（左、右下腹部）。

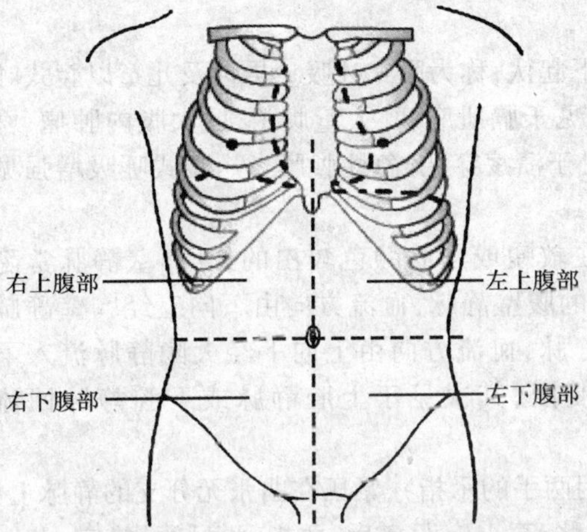

图 2-2　腹部体表四区法示意图

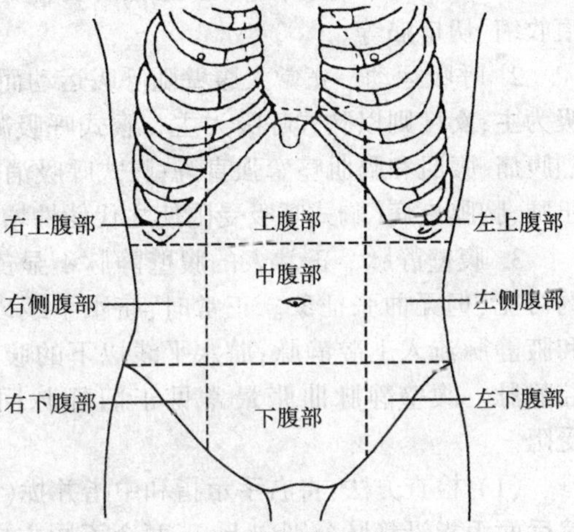

图 2-3　腹部体表九区法示意图

二、腹部检查的方法及内容

（一）视诊

注意点：视诊腹部时，室内需温暖，光线应充足适宜，最好是自然光。评估对象取仰卧位，充分暴露全腹，进行全面和细致的观察。评估者站在评估对象的右边，最好保持视线与其腹部在同一平面上进行察看，从前方和侧面采取几个不同的角度仔细观察。

主要内容：腹部外形、腹壁状态、脐部改变、胃肠型及肠蠕动波和腹部搏动等。

1. 腹部外形　健康成年人腹部外观平坦，左右对称。直立时，腹部可稍隆起，约与胸部齐平。

(1) 腹部平坦:仰卧时,前腹壁与肋弓和耻骨联合的前缘相平,腹左右径与胸左右径相齐,见于营养良好的青壮年。

(2) 腹部饱满:腹部稍成圆形,凸出于肋缘至耻骨的同一水平面,常见于肥胖者和小儿。

(3) 腹部低平:前腹壁稍内凹,低于肋缘至耻骨联合的水平面,多见于老年人和消瘦者。

(4) 腹部膨隆:仰卧时前腹壁明显高于肋缘至耻骨的水平面,称腹部膨隆。生理状态下可见于妊娠、肥胖等;病理状态下可见于腹水、气腹等。腹部膨隆可分下列两种。

1) 全腹膨隆:外形可呈球状或蛙状腹。引起膨隆的主要原因为肥胖和腹腔内容量的增多,可见于:①腹腔积液,当腹腔内有大量积液(腹水),仰卧位时,腹壁松弛,液体下沉于腹腔两侧,腹左右径超过胸横径,称“蛙状腹”。侧卧位时,液体流向腹部一侧,下腹部显著膨出;坐位时,下腹部明显隆起。腹水常见于肝硬化、心功能不全、缩窄性心包炎等。②胃肠胀气,腹部呈球形,两侧腰部膨出不明显,转动体位时其形状无改变,多见于肠梗阻、肠麻痹等。③气腹,腹部呈均匀性膨大如球状,见于胃肠穿孔、人工气腹等。④腹腔内巨大包块,全腹膨隆呈球形或呈尖凸状,如足月妊娠、巨大卵巢囊肿、畸胎瘤等。

2) 局部膨隆:应注意局部膨隆部位与相应脏器的关系:①右上腹部膨隆见于肝肿瘤、肝脓肿、肝淤血和胆囊肿大等。②上腹部膨隆见于各种原因所致的肝大、胃癌、胃扩张和胰腺囊肿等。③左上腹部膨隆多见于脾大。④下腹部膨隆见于妊娠子宫、子宫肌瘤和尿潴留,后者经导尿后膨隆可立即消失。

(5) 腹部凹陷:仰卧时前腹壁明显低于肋缘至耻骨联合的平面,称腹部凹陷,分为全腹凹陷和局部凹陷。前者为前腹壁呈明显内凹几乎贴近脊柱,而肋弓、髂嵴和耻骨联合异常显露,全腹呈舟状,称舟状腹,多见于显著消瘦、严重脱水、恶病质等。局部凹陷见于手术后腹壁瘢痕收缩、切口疝等。

2. 呼吸运动　正常人腹壁随呼吸运动而上下起伏,称为腹式呼吸。男性及儿童以腹式呼吸为主;女性则以胸式呼吸为主。腹式呼吸减弱见于膈肌麻痹、大量腹水、巨大腹内肿瘤、剧烈腹痛、腹肌和膈肌痉挛强直等;腹式呼吸消失见于溃疡穿孔、急性腹膜炎。腹式呼吸增强见于肺、胸膜疾病(胸式呼吸受限使之代偿性增强)。

3. 腹壁静脉　正常人的腹壁静脉不显露,在较瘦或皮肤颜色较白的人,腹壁静脉常隐约可见,但无曲张征象。正常时,脐水平线以上的腹壁静脉,血流方向由下向上经胸壁静脉和腋静脉流入上腔静脉;脐水平线以下的腹壁静脉,血流方向由上向下经大隐静脉流入下腔静脉。腹壁静脉曲张最常见于门静脉回流受阻,其次见于上腔静脉或下腔静脉回流受阻。

(1) 检查方法:将右手示指和中指并拢(或用两手的示指),紧压在曲张无分支的静脉上,然后两手指沿静脉分别向上、下两个不同方向推移,至一定距离后,两指间静脉已排空,此时抬起一手指,而另一手指仍紧压在静脉上,如果被排空的这段静脉很快充盈,表示血流方向是从放松手指一端流向紧压的手指一端,可交替进行,比较观察(图 2-4)。

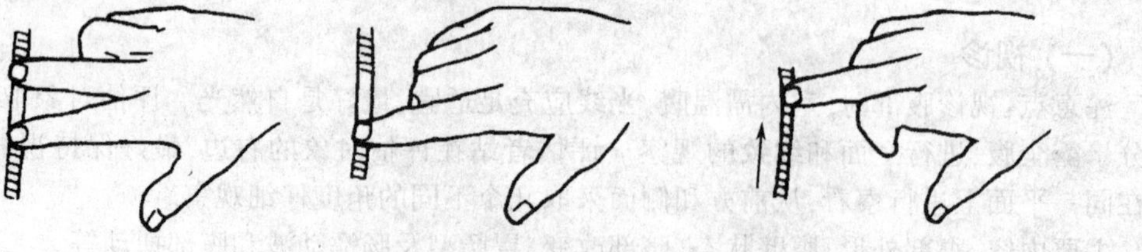

图 2-4　测定曲张静脉血流流向示意图

(2) 血管阻塞部位的判断:①门静脉高压,脐水平线以上血流自下而上;水平线以下血流自上而下与正常时血流方向相同(图 2-5)。门静脉阻塞时,偶可见到自脐部向四周蜿蜒的一簇曲张静脉,称海蛇头(水母头),是门静脉高压症的体征之一。②下腔静脉梗阻,脐上下的静脉血流方向全部向上(图 2-6)。③上腔静脉梗阻,脐上下的静脉血流方向全部向下(图 2-7)。

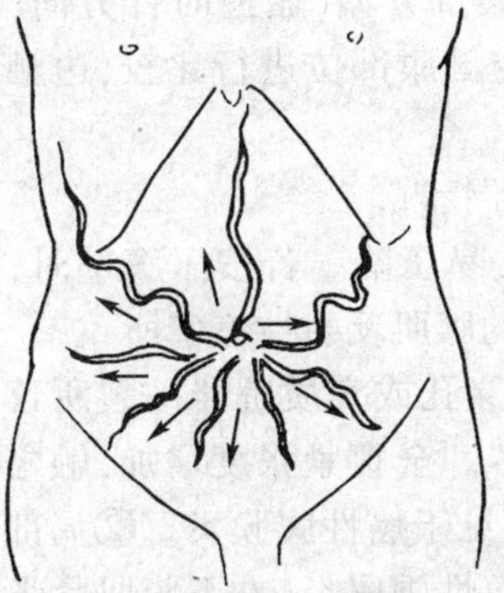

图 2-5　门静脉高压时静脉血流流向

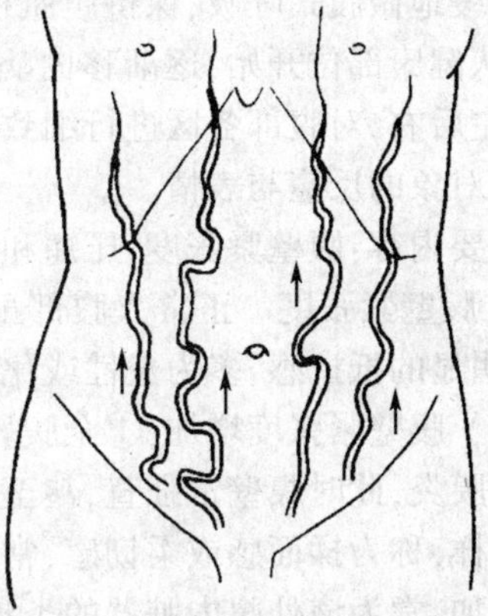

图 2-6　下腔静脉梗阻时静脉血流流向

4. 胃肠型及蠕动波　正常情况下,看不见胃肠型及蠕动波。当胃肠道发生梗阻时,梗阻上端的胃肠道,由于胀气膨隆,可见胃型或肠型。为克服其下端梗阻,梗阻上端增强蠕动,故在腹壁上可见蠕动波。幽门梗阻时,可以看见自左肋缘下开始缓慢向右推进的较大蠕动波,到达右腹直肌下消失。肠梗阻时,在腹壁上可以看到肠蠕动波及肠型。小肠梗阻所致的蠕动波均见于脐部,可见明显的肠蠕动波,全腹膨胀,伴以"咕噜"样肠鸣音。当发生肠麻痹时,蠕动波消失。

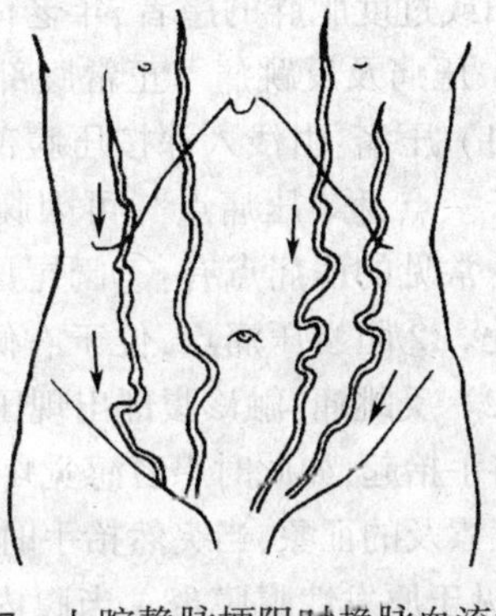

图 2-7　上腔静脉梗阻时静脉血流流向

(二) 听诊

注意点:患者保持正确舒适体位,充分暴露检查部位,环境保持安静与温暖。

主要内容:肠鸣音、振水音等。

1. 肠鸣音(肠蠕动音)　当肠管蠕动时,肠内气体和液体随之流动,产生一种气过水声,称为肠鸣音。正常情况下每分钟肠鸣音有 4 ~5 次。病理情况下可出现增强、减弱或消失。

(1) 肠鸣音活跃:每分钟在 10 次以上,其音不特别响亮,见于急性肠炎、胃肠道大出血时、服泻药后等。

(2) 肠鸣音亢进:每分钟在 10 次以上,其音响亮,音调高亢,可呈叮当声或金属音,甚至不用听诊器也可听到,见于机械性肠梗阻。

(3) 肠鸣音减弱或消失:偶尔听到或持续 3 ~5 分钟及以上才听到 1 次或听不到者,见于急性腹膜炎、电解质紊乱(低钾血症)或重度脓毒血症引起的肠麻痹(或称麻痹性肠梗阻)。因肠壁肌肉劳损,肠蠕动减弱,肠鸣音即减弱。

2. 振水音　是指胃内气体与液体相互撞击而发出的"咣啷,咣啷"的声音。

(1) 评估方法:评估对象取仰卧位,将听诊器体件放在上腹部,或用一耳凑近此处,然后将稍弯曲并拢的四指,迅速地连续冲击患者上腹部。有时用两手左右摇晃患者上腹部,可听到振水音。

(2) 临床意义:正常人进食较多量的液体后即可出现振水音。如果空腹或饭后 6 ~ 8 小时及以上仍可闻及振水音,则表示胃排空不良,有较多液体潴留,常见于幽门梗阻、胃扩张等。

(三) 触诊

注意点:评估对象一般采取仰卧位,头垫低枕,两手平放于躯干两侧,两膝屈起并稍分开,张口缓缓地做腹式呼吸,保持腹肌松弛。评估者站在评估对象右侧,检查时,动作轻柔,由浅入深,从健康部位开始,逐渐移向病变区域,一般先从左下腹部开始,循逆时针方向,由下而上,先左后右,对腹部各区进行细致触诊,同时对病变部位与健康部位进行比较,边触诊边观察评估对象的反应与表情。

主要内容:腹壁紧张度、压痛和反跳痛、肝、脾等腹内脏器情况。

1. 腹壁紧张度　正常人腹部虽稍有张力,但触之柔软,易压陷。若按压腹壁时,阻力较大,有明显的抵抗感,多为炎性或化学性物质刺激腹膜引起的腹肌反射性痉挛所致。

(1) 腹壁紧张度增加:①全腹紧张度增加,多见于胃肠穿孔或实质脏器破裂所致急性弥漫性腹膜炎,此时腹壁常强直,甚至硬如木板,称为“板状腹”。全腹紧张度增加,触之犹如揉面团一样,称为揉面感或柔韧感,常见于结核性腹膜炎,亦可见于癌性腹膜炎。②局部腹壁紧张度增加,常为该处腹内脏器的炎症侵及邻近腹膜所致,如急性阑尾炎(右下腹肌紧张)、急性胆囊炎(右上腹肌紧张)。

(2) 腹壁紧张度减弱:按压腹壁时,感到腹肌松软无力,失去弹性,见于慢性消耗性疾病、经产妇或过度肥胖的患者、年老体弱、腹肌发育不良等。

2. 压痛及反跳痛　正常腹部在浅部触诊时一般不引起疼痛。

(1) 压痛:由浅入深按压腹部,发生疼痛者称为腹部压痛,是腹部疾病的重要体征。压痛局限于一点,称“压痛点”,可因腹壁或腹腔内脏器病变所致。出现压痛的部位常为病变所在部位。常见的压痛点有:①阑尾压痛点(McBurney 点),位于右髂前上棘与脐的连线中、外 1/3 交界处。②胆囊压痛点,位于右侧腹直肌外缘与肋弓交界处。

(2) 反跳痛:触诊腹部出现压痛后,手指可于原处稍停片刻,给患者短暂的适应时间,然后迅速将手抬起,如此时患者感觉疼痛加剧,并有痛苦表情,称为“反跳痛”。反跳痛是腹膜壁层已受炎症累及的征象,当突然抬手时腹膜被牵拉而引起疼痛,多见于腹内脏器病变累及邻近腹膜时,也见于原发性腹膜炎。当腹内脏器的炎症尚未累及壁层腹膜时,可仅有压痛而无反跳痛。临床上将压痛、反跳痛、腹肌紧张合称为“腹膜刺激征”,是腹膜炎症病变的可靠体征。

3. 肝触诊　取仰卧位,两膝、髋关节屈曲,腹壁放松,平静呼吸或深呼吸,有时亦可采取左侧卧位。

(1) 肝触诊方法:①单手触诊法,评估者站在评估对象右侧,面向其头部,右手掌指关节伸直,将中间三指的指端并齐,平放在右锁骨中线上,肝下缘处的下方,用示指前端外侧指腹触诊肝,让患者深呼吸。当呼气时,指端压向深部;吸气时,施压的指端于原位向肋缘方向触探。如此,随吸气下移的肝缘即可碰到右手指腹。同法在前正中线上触诊肝左叶。②双手触诊法,评估者位置同单手触诊法,左手置于评估对象右后腰部并从后向前托起,拇指张开,置于季肋部。右手同单手触诊法,触诊应自两侧髂前上棘连线水平的右腹直肌外缘开始,让评估对象做慢而深的腹式呼吸动作,左右手进行配合(图 2-8)。此法亦可用于左侧卧位检查,适用于腹壁较厚

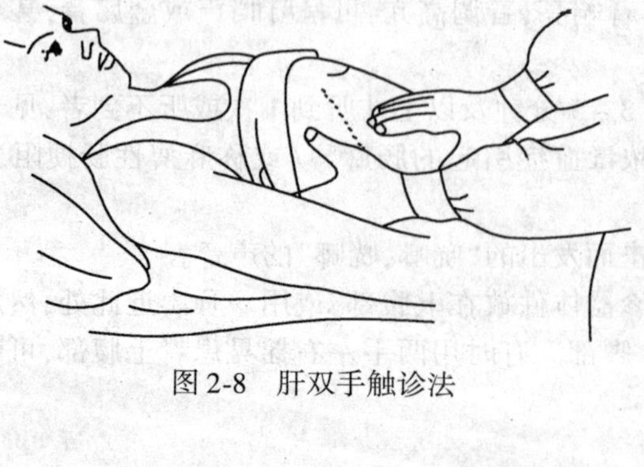

图 2-8　肝双手触诊法

或有腹水的肝大患者。必要时,用并拢的左手指垂直加压于右手背面,协助其压向深部。

(2) 肝触诊内容:①大小,正常人在右锁骨中线上不能触及肝下缘,少数瘦长体型者可触及,但应在1cm以内。剑突下可触及肝下缘,多在3cm以内。肝下缘超过上述标准,如肝上界正常或升高,提示肝大。弥漫性肝大见于肝炎、肝淤血、脂肪肝等。局限性肝大,见于肝脓肿、肝肿瘤及肝囊肿等。②质地,肝质地分为质软、质韧和质硬三级。质软者如触口唇,见于正常肝。质韧者如触鼻尖,见于急性肝炎、脂肪肝、慢性肝炎、肝淤血。质硬者触之如前额,见于肝硬化和肝癌。③表面及边缘,正常肝表面光滑,边缘薄而整齐且厚薄一致。表面不光滑,呈不均匀的结节状,边缘锐薄不整齐见于肝硬化或肝肿瘤。肝表面光滑,边缘圆钝见于肝淤血、脂肪肝。④压痛,肝包膜有炎症反应或受到牵拉可致肝区压痛,见于肝炎、肝淤血或肝癌。

4. 胆囊触诊　正常人胆囊不能触及。胆囊肿大时,在右肋缘下腹直肌外缘可触到一梨形或卵圆形、张力较高的包块,随呼吸而上下移动,质地视病变性质而定。如胆囊肿大,有囊性感和明显压痛者,见于急性胆囊炎。如胆囊肿大,有囊性感,无压痛者,见于壶腹周围癌。如胆囊增大,有实体感者,见于胆囊结石或胆囊癌,可用单手滑行触诊法或钩指触诊法,触诊要领与肝触诊相同。

胆囊压痛征(Murphy征):评估者以左手掌平放于评估对象的右肋缘部,左手大拇指放在右腹直肌外缘与肋弓交界处(胆囊点),左手其余四指与肋骨垂直交叉。首先以拇指用力按压腹壁,然后让患者缓慢深吸气,如在吸气过程中因疼痛而突然屏气,则称Murphy征阳性,可见于急性胆囊炎。胆囊肿大有实性感觉,见于胆囊结石或胆囊癌。

5. 脾触诊　正常人的脾不能触及。

(1) 触诊方法:若脾明显肿大而位置又较表浅时,用右手单手浅部触诊法即可触得。如肿大的脾位置较深,则用双手触诊法进行检查,评估对象仰卧,两腿稍屈曲,评估者左手自评估对象前方绕过,手掌置于其左腰部第7~10肋处,试将脾从后向前托起;右手掌平放下腹部,与肋弓成垂直方向,以稍微弯曲的手指末端轻轻压向腹部深处,并随评估对象的腹式呼吸运动,有节奏地进行触诊检查,逐步由下向上接近左肋弓缘(图2-9)。如脾大,当评估对象深吸气时,触诊的手指可触到脾边缘。若脾轻度肿大而仰卧位不易触到时,可让评估对象改用右侧卧位检查,评估对象右下肢伸直,左下肢屈髋、屈膝进行触诊,则较易触到。

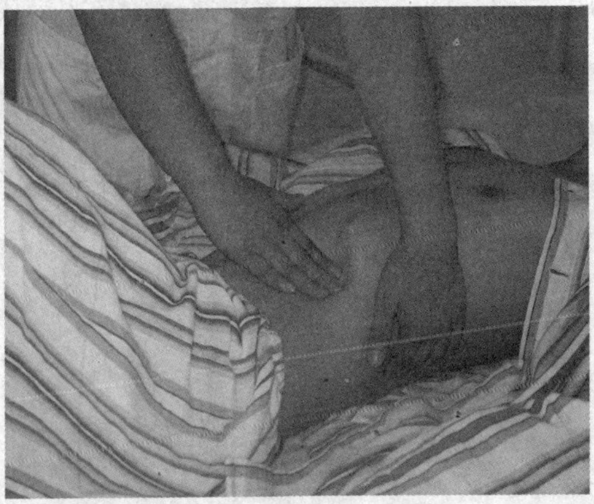

图2-9　脾触诊法

(2) 触诊内容

1) 脾的测量:在左锁骨中线上测量左肋弓缘至脾下缘间的距离为“1”线,当脾轻度肿大时,仅用此线即可。中度以上肿大者应测左锁骨中线与左肋弓交点到最远脾尖端之间的距离为“2”线。脾右缘至正中线的距离为“3”线。如脾右缘超过前正中线,于数字前标“+”,如未到前正中线,测最小距离,于数字前标“-”,各线以厘米记之(图2-10)。

2) 脾的分度(常以肋弓缘至脾下缘间的距离为准):①轻度,深吸气时,脾在肋缘下不超过2cm者。②中度,脾大2cm至脐水平线以上者。③高度,脐水平线以下者或脾右缘超过前正中线者。

3) 其他:还应注意脾的形态、质地、表面情况,有无压痛及摩擦感等。中等程度以上肿大

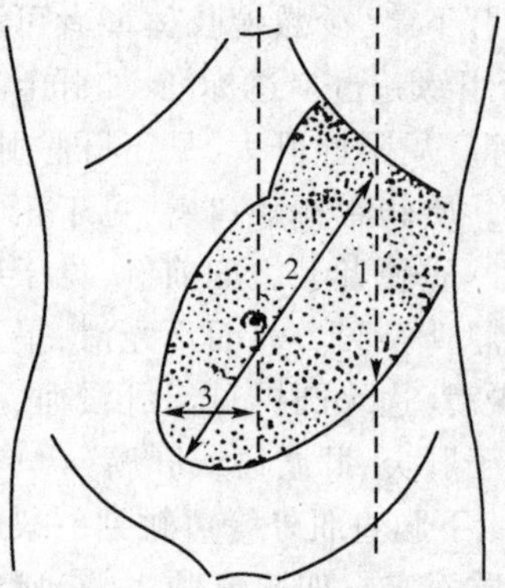

图 2-10　脾大的测量

者,可触到有特征性的 1~2 个脾切迹。

(3) 脾大的临床意义:①感染性疾病,如病毒性肝炎、亚急性细菌性心内膜炎、败血症等。长期反复感染者,如疟疾、黑热病、血吸虫病等,可使脾中度或高度肿大,质地一般较硬。②门静脉高压,脾淤血可致脾大,可呈中度或高度肿大,质地坚韧。③血液系统疾病,如慢性淋巴性白血病、慢性溶血性黄疸、淋巴瘤,可致脾中度肿大,质地坚硬;慢性粒细胞性白血病,可致脾高度肿大;再生障碍性贫血,则罕有脾大。

6. 肾触诊　正常人的肾一般不能触及。身材瘦长的人,有时可触及右肾下极。肾病理性肿大可见于肾脓肿、肾盂积水或积脓、多囊肾、肿瘤、炎症等。肾触诊时要注意其大小、形状、硬度、表面状态、移动度等。

当肾和尿路有炎症或其他病变时,可在一些部位出现压痛点:①季肋点,在第 10 肋前端。②上输尿管点,在脐水平线上腹直肌外缘。③中输尿管点,在两髂前上棘连线与通过耻骨结节所做垂直线的相交点,相当于输尿管进入骨盆腔之处。④肋脊点,在脊柱外缘和第 12 肋骨下缘交角处,又称肋脊角。⑤肋腰点(肋腰角),在第 12 肋骨下缘和腰肌外缘的交角处。肋脊点和肋腰点是肾炎性疾病,如肾盂肾炎、肾脓肿或肾结核等常出现的压痛点。输尿管结石时,可于上、中输尿管点出现压痛(图 2-11)。

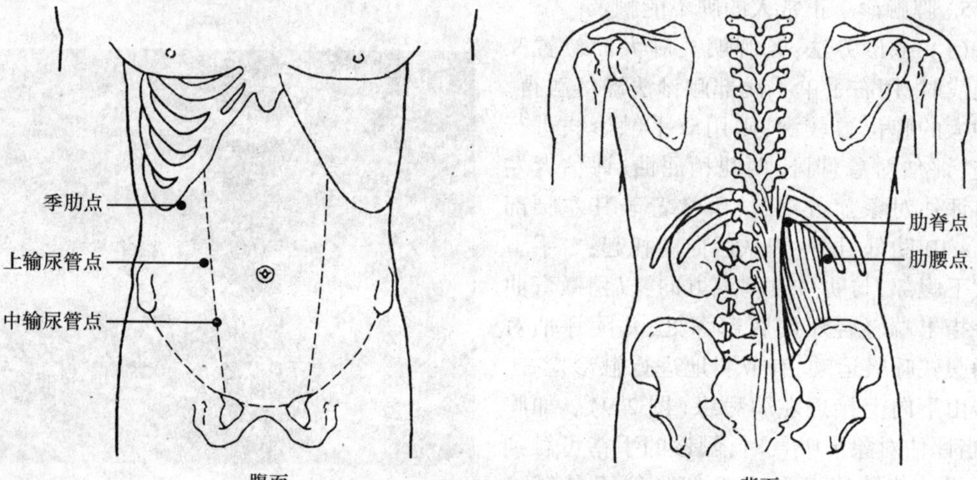

图 2-11　肾、输尿管疾病压痛点

7. 膀胱触诊　正常膀胱空虚时隐于盆腔内,不易触及,只有在膀胱充盈增大时可在下腹中部触及,并有尿意。膀胱触诊多采用单手滑动触诊法。评估对象仰卧,双下肢屈曲,评估者以左手自脐开始向耻骨联合方向触摸。在耻骨上触及充盈的膀胱呈扁圆形或圆形,有囊性感,不能用手推移,多由尿液潴留所致,见于前列腺肥大、截瘫、昏迷等。

8. 腹部肿块　触及肿块时应注意其部位、大小、形状、边缘、硬度,有无压痛、搏动,能否移动及与邻近器官和腹壁的关系等。

(四) 叩诊

注意点:检查时,动作应轻柔,细致辨别叩诊音,同时对病变部位与健康部位进行比较,边叩诊边观察评估对象的反应与表情。

腹部叩诊主要内容:腹部叩诊音、脏器的大小、移动性浊音和叩击痛。

叩诊方法多采用间接叩诊法。

1. 腹部叩诊音　正常腹部叩诊除肝、脾区呈浊音外,其余部分均为鼓音。胃肠高度胀气、人工气腹和胃肠穿孔等鼓音范围可扩大。肝、脾或其他脏器极度肿大、腹腔内肿瘤和大量腹水时,鼓音范围缩小,病变部位可出现浊音或实音。

2. 肝叩诊　主要叩诊肝上下界径值。

(1) 叩诊方法:先确定肝上界,沿右锁骨中线由肺部清音区向下进行叩诊,当叩诊音由清音转为浊音时则为肝上界(即肝真正上界);当浊音转为实音时,即为肝绝对浊音界(相当于肺下界)。继续向下叩诊当实音转为鼓音时,即为肝下界。肝下界也可由腹部鼓音区沿右锁中线向上进行叩诊,由鼓音转为浊音处即是肝下界,但临床上多用触诊确定下界。

(2) 正常肝上下界:匀称体型者,正常肝上界在右锁骨中线上第 5 肋间,下界位于右肋弓下缘。肝上、下界之间称肝浊音区,间距为 9 ~ 11cm;矮胖体型者肝上、下界均可高 1 个肋间;瘦长体型者则可低 1 个肋间。

(3) 肝浊音界变化的临床意义:①肝浊音界扩大,见于急性肝炎、慢性肝炎、脂肪肝、肝淤血、肝癌、肝脓肿等。②肝浊音界缩小,见于急性或亚急性肝坏死、肝硬化和胃肠胀气等。③肝浊音界消失代之以鼓音,是急性胃肠穿孔的一个重要征象,多由于肝表面覆有游离气体所致。④肝浊音界上移,见于右肺纤维化、右下肺不张、严重腹水和鼓肠等。⑤肝浊音界下移,见于右侧胸腔大量积液、肺气肿、右侧张力性气胸等。

3. 移动性浊音　当腹腔内游离腹水在 1000ml 以上时,移动性浊音阳性。检查方法:让患者仰卧,由于肠管内有气体而在液面浮起,腹中部叩诊呈鼓音,两侧因腹水积聚叩诊呈浊音,检查者自腹中部脐水平面开始向患者左侧叩诊,发现浊音时,板指固定不动,嘱患者右侧卧位,再度叩诊,如呈鼓音,表明浊音移动,同样方法向右侧叩诊,叩得浊音后嘱患者左侧卧位,以核实浊音是否移动。这种随体位变化而出现浊音区变动的现象,称移动性浊音。这是因为腹腔内有过多的液体存留时,因重力关系,液体多潴积于腹腔的低处而含气的肠管始终处于高处所致,见于肝硬化腹水、结核性腹膜炎等,应与卵巢囊肿鉴别。

4. 膀胱叩诊　从脐由上往下向耻骨联合方向叩诊,当鼓音转成浊音时多为膀胱充盈。当尿液排出后,则叩诊全为鼓音。妊娠子宫、卵巢囊肿或子宫肌瘤时,均可在膀胱区叩诊浊音,应注意鉴别。

5. 叩击痛　以左手掌平放在某脏器的体表相应部位上,右手握拳用由轻到中等力度向左手背进行叩击,如患者感到疼痛即为叩击痛。正常人各脏器无叩击痛。肝区或胆囊区有叩击痛,见于肝炎、肝脓肿、胆囊炎等。肾区叩击痛见于肾炎、肾盂肾炎、肾结核及肾周围炎等。

三、消化系统常见疾病的主要体征

消化系统常见疾病的主要体征见表 2-10。

表 2-10　消化系统常见疾病的主要体征

疾病	体征	
消化性溃疡	视诊	瘦长体型,腹上角呈锐角。出血时可见全身皮肤、黏膜苍白
	触诊	溃疡活动期,上腹部常有与疼痛部位一致的压痛点,背部第 10 ~ 12 胸椎段可有椎旁压痛,胃溃疡偏左,十二指肠溃疡偏右,后壁溃疡穿孔者,背部可有明显压痛
	叩诊	多无变化
	听诊	多无变化

续表

疾病		体征
急性腹膜炎	视诊	急性危重病容,强迫仰卧位,两下肢屈曲,呼吸浅快,呼吸运动减弱或消失。出现肠麻痹时,全腹可膨隆
	触诊	典型的腹膜炎三联征:腹肌紧张、压痛、反跳痛。局部已形成脓肿或炎症使附近的大网膜及肠袢粘连成团时,则可在该处触及明显压痛的包块
	叩诊	胃肠穿孔且膈下有游离气体时,肝浊音界缩小或消失。腹腔内有较多游离液体时,移动性浊音可阳性
	听诊	肠鸣音减弱或消失
肝硬化	视诊	面色灰暗、皮肤及巩膜黄染、蜘蛛痣及肝掌。男性乳房发育。腹水者全腹膨隆、腹壁静脉曲张、腹式呼吸减弱
	触诊	早期肝增大,表面尚光滑。晚期肝缩小,质地变硬,表面不光滑,可触及结节。边缘锐利,常无压痛。脾轻度至中度肿大
	叩诊	可有移动性浊音
	听诊	门静脉高压明显时,可在脐上部曲张静脉处闻及静脉嗡鸣音,脾周围炎时,左上腹部可闻及摩擦音
肠梗阻	视诊	脱水貌,表情痛苦,呼吸急促;腹部膨隆,机械性肠梗阻可见肠型及肠蠕动波
	触诊	腹壁紧张,压痛,脉搏增快,有时可有反跳痛
	叩诊	高度肠胀气时,腹部鼓音区扩大
	听诊	机械性肠梗阻时肠鸣音明显亢进,呈金属音调;机械性肠梗阻转变为麻痹性肠梗阻时,肠鸣音减弱或消失

目标检测

一、名词解释

1. 蛙状腹　2. Murphy 征　3. 移动性浊音
4. 肠鸣音

二、填空题

1. 正常情况下肠鸣音________次/分,肠鸣音活跃指肠鸣达________次/分,见于________。肠鸣音亢进见于________,肠鸣音消失见于________肠梗阻。
2. 深部触诊法包括________、________、________和________。
3. 正常肝区的叩诊音应包括________和________。

三、选择题

(一) A 型题

1. 肠鸣音亢进是指(　　)
   A. 肠鸣音响亮
   B. 肠鸣音每分钟小于 3 次
   C. 肠鸣音每分钟 4~5 次
   D. 肠鸣音每分钟大于 5 次
   E. 肠鸣音每分钟大于 10 次
2. 急性胃穿孔患者触摸腹部常有如下感觉(　　)
   A. 剑突下明显肌紧张　B. 舟状腹
   C. 板状腹　D. 腹部揉面感
   E. 蛙腹
3. 腹部触诊的错误操作是(　　)
   A. 检查者立于患者的右侧
   B. 检查前向患者说明检查目的
   C. 患者取仰卧位,两腿稍屈
   D. 检查者前臂与腹部表面同一水平
   E. 从有疼痛部位开始触诊
4. 触诊肝结果如下,判断错误的是(　　)
   A. 剑下<3cm,质软:正常
   B. 右肋下 0.5cm,质如唇:正常
   C. 右肋下 1.5cm,质硬如额:急性肝炎
   D. 质韧,如鼻尖:慢性肝炎
   E. 质硬,边缘锐利:肝硬化
5. 脾触诊,下述各项中错误的是(　　)
   A. 正常人平卧位,不能触及

B. 深吸气在肋下<3cm 为轻度肿大
C. 肋下>3cm 至脐以上为中度肿大
D. 达脐以下为高度肿大
E. 右侧卧位可触及正常脾尖

6. 表明急性胃肠穿孔所致弥漫性腹膜炎的特征性体征是(　　)
A. 压痛　　B. 反跳痛
C. 板状腹　　D. 体温升高
E. 黄疸

7. 成人深吸气时肝在右肋缘下不超过(　　)
A. 0.5cm　　B. 1cm
C. 1.5cm　　D. 2.0cm
E. 2.5cm

8. 肝硬化大量腹水患者,肝触诊以下列哪种方法较好(　　)
A. 浅部触诊法　　B. 深部滑行触诊
C. 冲击触诊法　　D. 双手触诊法
E. 深压触诊法

9. 门静脉梗阻血流方向(　　)
A. 全腹自下而上　　B. 脐以上自上而下
C. 脐以下自下而上　　D. 全腹自上而下
E. 脐以上自下而上,脐以下自上而下

10. 舟状腹常见于(　　)
A. 肝硬化　　B. 癌症晚期
C. 饥饿状态　　D. 腹膜炎
E. 肠梗阻

11. 腹部触诊呈揉面感常提示(　　)
A. 急性胃肠炎　　B. 急性胆囊炎
C. 结核性腹膜炎　　D. 慢性盆腔炎
E. 急性弥漫性腹膜炎

12. 腹膜刺激征是指(　　)
A. 腹部膨隆、肠鸣音消失
B. 全腹部有压痛、呼吸运动减弱
C. 腹肌紧张、压痛、反跳痛
D. 腹部压痛、肠鸣音消失
E. 腹部肌紧张

13. 腹部有大量腹水,呈蛙状腹,最常见于(　　)
A. 心功能不全　　B. 肾病综合征
C. 肝硬化失代偿期　　D. 缩窄性心包炎
E. 腹腔肿瘤转移

14. 墨菲(Murphy)征阳性常提示(　　)
A. 急性胰腺炎　　B. 急性阑尾炎
C. 肠梗阻　　D. 急性胆囊炎
E. 十二指肠溃疡

15. 何时发现振水音提示有幽门梗阻(　　)
A. 空腹或进食后 2～3 小时及以上
B. 空腹或进食后 4～5 小时及以上
C. 空腹或进食后 5～7 小时及以上
D. 空腹或进食后 6～8 小时及以上
E. 空腹或进食后 10～12 小时及以上

16. 患者,女,38 岁。因急性上腹痛 7 小时入院。查体:脐与右髂前上棘连线的中、外 1/3 交界处有压痛。首先考虑(　　)
A. 胆石症　　B. 急性阑尾炎
C. 右侧卵巢囊肿　　D. 十二指肠溃疡穿孔
E. 右侧输尿管结石

17. 患者,男,48 岁。因发现原因不明腹部包块 1 个月就诊。查体:肝下界在右肋缘下 5cm,剑突下 7cm,硬如前额,表面高低不平。首先考虑(　　)
A. 肝硬化　　B. 肝淤血
C. 急性肝炎　　D. 肝脓肿
E. 原发性肝癌

(二) B 型题

A. 腹部反跳痛　　B. 蛙状腹
C. 移动性浊音　　D. 振水音
E. 腹胀痛

18. 视诊时检查可发现的体征(　　)
19. 触诊时检查可发现的体征(　　)
20. 叩诊时检查可发现的体征(　　)
21. 听诊时检查可发现的体征(　　)

(三) X 型题

22. 饭后 6～8 小时仍可闻及振水音常见于(　　)
A. 急性腹膜炎　　B. 大量饮水
C. 胃扩张　　D. 幽门梗阻
E. 肠梗阻

23. 关于触诊注意事项以下哪些是正确的(　　)
A. 医师的手要温暖、灵活、指甲要剪短
B. 触诊时要由浅入深、由轻渐重
C. 检查腹部时一般采取仰卧位
D. 医师应站在被检查者右侧,面向被检查者
E. 触诊腹部时应让被检查者做胸式呼吸

四、问答题

1. 肝触诊检查中,触到肝时应注意哪些内容?
2. 简述墨菲(Murphy)征的检查方法。
3. 简述腹部视诊、触诊、叩诊、听诊的注意事项。
4. 病例分析:

患者,李某,男,40 岁,长途汽车司机,因上腹部刀割样剧痛伴恶心、呕吐 3 小时入院。患者患十二指肠溃疡,3 小时前因过量饮酒,突然出现上

腹部隐痛，半小时后上腹部持续性刀割样剧痛，逐渐及全腹，面色苍白，伴呕吐，呕吐物为胃内容物。

体格检查：T 37.8℃、P 110 次/分、R 18 次/分、BP 80/50mmHg，神清，轻度贫血貌，巩膜不黄，浅表淋巴结未及，双肺(-)，心率 110 次/分，律齐，肝脾未及，未发现墨菲征，肠鸣音活跃，双下肢无水肿，四肢湿冷。辅助检查：血常规：Hb 80g/L，WBC 10.0×10^9/L，N 75%，PC 185×10^9/L，肝功能正常，X 线：膈下游离气体。初步诊断为十二指肠溃疡穿孔。

问题：

(1) 支持该诊断的依据有哪些？

(2) 该患者可能还会发现哪些体征？

（张晓辉）

实训七　肛门、直肠和生殖器检查

目的要求

1. 熟悉肛门、直肠和外生殖器的检查内容及注意事项。
2. 熟悉肛门、直肠和外生殖器的检查方法。
3. 了解肛门、直肠检查的常用体位。
4. 了解肛门、直肠检查的临床意义。

实训方法

先观看肛门、直肠和外生殖器检查的教学录像，再结合临床案例，学生分组利用检查模型练习，教师指导，实训结束前抽查与小结。部分内容自学。

实训器材

棉签(钝头竹签)、手套、润滑剂、检查模型。

实训内容

一、肛门、直肠

直肠为消化道的末段，全长 12～15cm，下连肛管。

(一) 体位

常用的体位有：①肘膝位，评估对象两肘关节屈曲，置于检查床上，胸部尽量接近床面，两膝关节屈曲成直角跪在检查床上，臀部抬高，此体位最常用，并适用于检查前列腺、精囊及乙状结肠镜检查；②左侧卧位，评估对象向左侧卧在检查床上，右腿向腹部屈曲，左腿伸直，臀部靠近检查床右边，评估者面对评估对象背部进行检查，适用于病重、年老体弱或女性患者；③仰卧位或截石位，评估对象仰卧在检查床上，臀部垫高，两腿屈曲、抬高并外展，适用于重症体弱患者或膀胱直肠窝检查，也适合于直肠双合诊；④蹲位，评估对象蹲成排大便时的姿势，屏气向下用力，适用于直肠脱出、内痔及直肠息肉等检查。

(二) 检查方法

1. 视诊　观察肛门及其周围皮肤颜色及皱褶，正常颜色较深，皱褶呈放射状。评估对象收缩肛门括约肌时皱褶更明显，做排便动作时皱褶变浅。

(1) 肛门闭锁与狭窄：多见于新生儿先天性畸形，狭窄也可因感染、外伤、手术瘢痕收缩所致。

（2）肛门外伤及感染：多见于外伤或手术后。肛门周围有红肿及压痛，常为肛门周围脓肿。

（3）肛裂：是肛管下段（齿状线以下）深达皮肤全层的纵行及梭形裂口或感染性溃疡。评估对象自觉疼痛尤其是排便时更加明显，常因惧痛而抑制便意，致使大便干燥，排出的粪便周围常附有少许鲜血，检查时肛门有明显触压痛。

（4）痔：是直肠下段黏膜下或肛管边缘皮下的内痔静脉丛、外痔静脉丛扩大和曲张所致的静脉团。①内痔：是位于肛管齿状线以上的直肠上静脉曲张所致，表面被直肠下段黏膜所覆盖，在肛门内口可查到柔软的紫红色包块，排便时突出肛门外，患者常有大便带血、痔块脱出。②外痔：是位于肛管齿状线以下的直肠下静脉曲张所致，表面被肛管皮肤所覆盖，在肛门外口可见紫红色柔软包块患者常感觉疼痛。③混合痔：是位于肛管齿状线上、下的静脉丛扩大、曲张所致，其上部被直肠黏膜所覆盖，下段被肛管皮肤所覆盖，具有内痔、外痔的特点。

（5）肛门直肠瘘：简称肛瘘，是直肠、肛管与肛门皮肤相通的瘘管，多为肛管或直肠周围脓肿与结核所致，不易愈合。

（6）直肠脱垂：又称脱肛，检查时让患者取蹲位，观察肛门外有无突出物，让患者屏气做排便动作时，肛门外更易看到紫红色球状突出物，此即直肠部分脱垂（黏膜脱垂）；若突出物呈椭圆形块状物，表面有环形皱襞，即为直肠完全脱垂（直肠壁全层脱垂）。

2. 触诊　对肛门和直肠的触诊检查通常称为肛门指检或直肠指检，方法简便易行，具有重要的诊断价值。评估对象体位可根据具体病情及要求采取肘膝位、左侧卧位或仰卧位。触诊时评估者右手戴手套或示指戴指套，并涂以适量润滑剂，如肥皂液、凡士林或液状石蜡等，先将检查的示指置于肛门外口轻轻按摩，等评估对象肛门括约肌放松后，评估者以示指指腹徐徐插入并向深部推进。先检查肛门及括约肌的紧张度，再检查肛管及直肠的内壁，注意有无压痛及黏膜是否光滑、有无肿块及搏动感。男性还可触诊前列腺及精囊，女性则可检查子宫颈、子宫、输卵管，必要时配用双合诊。直肠指检常有以下异常发现：①触痛显著，见于肛裂和感染。②触痛伴有波动感，见于肛门、直肠周围脓肿。③触及柔软、光滑而有弹性的包块，多为直肠息肉。④触及坚硬的包块，应考虑直肠癌。⑤指检后指套表面带有黏液、脓液或血液，说明有炎症或伴有组织破坏。

二、男性生殖器

（一）外生殖器

1. 阴茎　为前端膨大的圆柱体，分为头、体和根三部分，正常成年人阴茎长 7～10cm，由两个阴茎海绵体和一个尿道海绵体构成。

（1）包皮：阴茎的皮肤在阴茎颈前向内翻转覆盖于阴茎表面称为包皮。成年人包皮不应掩盖尿道，翻起后应露出阴茎头，若不能翻起露出尿道外口或阴茎头者称为包茎，多为先天性包皮口狭窄或炎症、外伤后粘连所致。若包皮过长超过阴茎头，但翻起后能露出阴茎头，称为包皮过长。

（2）阴茎头与阴茎颈：检查时应尽量将包皮上翻暴露全部阴茎头及阴茎颈，观察其表面色泽，有无充血、水肿、分泌物及结节等。正常人阴茎头应红润、光滑，无红肿及结节。如有硬结并伴有暗红色溃疡、易出血或融合为菜花状，应考虑阴茎癌。阴茎颈处发现单个椭圆形硬质溃疡称为下疳，愈后可留有瘢痕，见于梅毒。阴茎颈部出现淡红色小丘疹融合成蕈样、乳头样，多为尖锐湿疣。

（3）尿道口：检查时用拇指和示指将尿道口分开。正常尿道口黏膜红润、清洁、无分泌物。如尿道口红肿、附着分泌物或有溃疡，且有触痛，多见于淋球菌或其他病原体感染所致的尿道炎。

2. 阴囊　检查时患者取立位或仰卧位，两腿稍分开。评估者将双手的拇指置于阴囊前面，其余四指放在阴囊后面，双手同时触诊，以资对比。

(1) 精索：正常呈柔软的索条状，无压痛。若输精管呈串珠样改变，见于输精管结核；若有挤压痛且局部皮肤红肿，多为急性精索炎；靠近附睾的精索触及硬结，常由丝虫病所致；精索有蚯蚓团样感，则为精索静脉曲张的特征。

(2) 睾丸：检查时应注意大小、形状、硬度及有无触压痛，并做两侧对比。睾丸急性肿痛且压痛明显者，多为外伤或急性睾丸炎、流行性腮腺炎、淋病等炎症所致，很少有化脓。一侧睾丸肿大、质硬并有结节，应考虑睾丸肿瘤。睾丸萎缩可由流行性腮腺炎、外伤后遗症及精索静脉曲张所致，睾丸过小常由先天性或内分泌异常所致，如肥胖性生殖无能症。

如果睾丸未降入阴囊内而在腹腔、腹股沟管内或阴茎根部、会阴部等处，称为隐睾症。如果在阴囊内未触及睾丸，则应仔细寻找，可能在上述部位触及，且多较正常柔软而小。

(3) 附睾：是储存精子和促进精子成熟的器官。慢性附睾炎时可触及附睾肿大，有结节，稍有压痛；急性炎症时肿痛明显，因常并发急性睾丸炎，因此睾丸也肿大，触诊时不易分清附睾和睾丸。若触及附睾呈结节状的硬块，并伴有输精管增粗且呈串珠状，多为附睾结核。

(二) 内生殖器

1. 前列腺　位于膀胱下方，耻骨联合后约 2cm 处，是包绕尿道根部的实质性附属性腺，形状像前后稍扁的栗子，其上端宽大，下端细小，后面较平坦，正中有纵行浅沟，将其主体部分分为左、右两叶。尿道从前列腺中纵行穿过，前列腺排泄口开口于尿道前列腺部。检查时评估对象取肘膝卧位或左侧卧位，评估者戴手套或指套，并涂以润滑剂，用示指徐徐插入肛门，向腹侧触诊。正常成年人前列腺距肛门 4cm，质韧而有弹性，左、右两叶之间可触及正中沟。前列腺肥大时正中沟消失。若前列腺肿大而表面光滑、质韧、无压痛及粘连，见于老年人的良性前列腺肥大，常有排尿困难或不畅。前列腺肿大且有明显压痛，多见于急性前列腺炎。前列腺肿大、质硬，并可触及坚硬结节者，多为前列腺癌。

前列腺触诊时可同时做前列腺按摩，以留取前列腺液。方法为触诊时示指做向前、内方向横向按摩数次后，再沿正中沟向尿道外口方向滑行挤压，可见前列腺液从尿道口流出，收集标本立即送检。

2. 精囊　位于前列腺上方，其排泄管与输精管末端汇成射精管。正常精囊柔软、光滑，肛门指检一般不易触及。精囊病变常继发于前列腺病变。前列腺炎累及精囊时，可触及精囊条索状肿胀并有压痛；前列腺结核累及精囊时，则可触及精囊表面呈结节状。

目标检测

一、名词解释

1. 肘膝位　2. 直肠指检

二、选择题

(一) A 型题

1. 发现早期直肠癌最有效的检查方法是(　　)

A. 直肠指检　　B. 大便隐血

C. 直肠镜　　D. CEA

E. 钡灌肠

2. 肛裂的主要特点为(　　)

A. 无痛性血便　　D. 肛门部位下坠感

C. 肛门疼痛伴血便　　D. 肛门口有分泌物

E. 粪便上附有新鲜血液

3. 患者，男，58 岁，腹胀痛，腹泻与便秘交替 1 个月，伴里急后重感，无鲜血便。体格检查：腹平软，未及包块，左锁骨上、腹股沟淋巴结未触及。癌胚抗原检查阳性。该患者可能的诊断是(　　)

A. 直肠癌　　B. 乙状结肠癌

C. 降结肠癌　　D. 升结肠癌

E. 盲肠癌

4. 患者,女,64 岁,近 3 个月来大便次数增多,有肛门坠胀及里急后重感,大便变细,常有黏液血便,经抗生素治疗症状可缓解,但不久又复发,且呈进行性加重。首先应进行的检查是( )

A. 直肠指检 B. 钡灌肠检查

C. 腹部 CT D. 直(乙状结)肠镜检

E. B 超检查

(二)B 型题

A. 左侧卧位 B. 肘膝位

C. 截石位 D. 蹲位

E. 弯腰前俯位

5. 直肠指检和结肠镜检查常用的体位是( )

6. 可看到内痔和脱肛状况的最佳体位是( )

7. 用于前列腺、精囊检查常用的体位是( )

8. 适用于肛门手术的体位是( )

三、问答题

1. 简述前列腺触诊检查的方法及临床意义。

2. 简述直肠指检的临床价值。

3. 病例分析

患者,女,52 岁,因大便次数增多,带血 1 个月来院就诊。起病后伴便意频繁,大便变形、变细,实验室检查大便隐血(++),直肠镜检查示距肛门 7cm 处有一约 3cm×4cm 大小肿块,尚可活动,活检后病理诊断为直肠腺癌。

问题:

(1) 进行直肠指检,患者应采取何种体位?

(2) 对患者直肠指检,可能发现哪些异常体征?

(刘旭东)

实训八 脊柱与四肢检查

目的要求

1. 掌握脊柱、四肢的检查方法。

2. 熟悉脊柱、四肢的检查内容和注意事项。

3. 了解脊柱、四肢常见体征的临床意义。

实训方法

1. 观看有关脊柱、四肢的教学视频资料。

2. 教师示教脊柱、四肢的检查方法,学生认真观察教师的检查程序和方法。

3. 学生分组,每 2 名同学分别作为评估者与评估对象,相互检查进行练习。教师巡回指导,以规范、正确的检查方法纠正学生的错误。

4. 实验结束前教师进行教学评价及总结,指出学生在实训中的优缺点及存在的问题。

实训器材

叩诊锤、卷尺、量角器。

实训内容

一、脊柱检查

脊柱由 7 个颈椎、12 个胸椎、5 个腰椎和 4 个尾椎组成,是支撑体重、维持躯体各种姿势的重要支柱。脊柱检查时,患者取坐位或立位,按视诊、触诊、叩诊的顺序进行。检查内容包括脊柱的弯曲度、有无畸形、脊柱的活动度及有无压痛、叩击痛等。

(一) 脊柱弯曲度

1. 生理性弯曲　正常人直立时,脊柱从侧面观察有四个弯曲(呈"S"形弯曲),即颈椎段稍向前凸、胸椎段稍向后凸、腰椎段明显向前凸和骶椎明显向后凸,称为生理性弯曲。被检查者取立位或坐位,检查者从后面观察脊柱有无侧弯,或用示指、中指或拇指沿脊椎棘突尖以适当的压力自上而下划压,观察划压后皮肤出现的一条红色充血痕是否有侧弯。此外,应侧面观察脊柱形态,了解有无脊柱前后凸出畸形。

2. 病理性变形

(1) 颈椎变形:需观察自然姿势下颈部有无异常,如立位时有无侧偏、前屈、过度后伸和僵硬感。颈侧偏常见于先天性斜颈。

(2) 脊柱前凸:是指脊柱过度向前凸出性弯曲。脊柱前凸多发生在腰椎部位,脊柱前凸时腹部明显向前凸出,臀部明显向后凸出,多见于妊娠晚期、大量腹水、腹腔巨大肿瘤、第5腰椎向前滑脱、先天性髋关节后脱位及髋关节结核等。

(3) 脊柱后凸:是指脊柱过度后弯,也称驼背。脊柱后凸多发生于胸段脊柱,脊柱后凸时前胸凹陷,头颈部前倾。小儿脊柱后凸,多因佝偻病所致;青少年脊柱后凸,多为结核病所致,病变常发生在胸椎下段及腰段,形成特殊的成角畸形;成年人脊柱胸段呈弧形后凸,多见于强直性脊柱炎;老年人脊柱后凸,多发生于胸段上半部,是由于骨质退行性变,导致胸椎椎体压缩而成。

(4) 脊柱侧凸:是指脊柱离开后正中线向左或右偏曲。脊柱侧凸严重者可出现肩部及骨盆畸形。根据侧凸发生部位分为胸段侧凸、腰段侧凸及胸腰段联合侧凸;根据侧凸性质分为姿势性和器质性两种。姿势性侧凸无脊柱结构异常,侧凸早期脊柱曲度尚未固定,改变体位可使侧凸得以纠正,见于儿童发育期坐立姿势不端正、一侧下肢明显短于另一侧、坐骨神经痛及脊髓灰质炎后遗症等。器质性侧凸的特点是改变体位不能使侧凸得到纠正,见于先天性脊柱发育不全、肌肉麻痹、营养不良、慢性胸膜肥厚、胸膜粘连及肩部或胸廓畸形等。

(二) 脊柱活动度

1. 正常活动度　正常人脊柱有一定的活动度,但各部位活动范围明显不同,其中颈椎与腰椎活动范围最大,胸椎活动度较小,骶椎、尾椎几乎无活动性。检查时让被检查者做前屈、后伸、侧弯、旋转等动作,以观察脊柱的活动情况及有无异常改变。已有脊柱外伤可疑骨折或关节脱位时,应避免脊柱活动度检查,以防止损伤脊髓。正常人直立、骨盆固定的条件下,脊柱活动度参考值见表2-11。

表2-11　脊柱活动范围

	前屈	后伸	左右侧弯	旋转度(一侧)
颈椎	35°~45°	35°~45°	45°	60°~80°
胸椎	30°	20°	20°	35°
腰椎	75°~90°	30°	20°~35°	30°
全脊柱	128°	125°	73.5°	115°

2. 活动受限　脊柱颈椎段活动受限见于颈部肌纤维组织炎及韧带劳损、颈椎病、结核或肿瘤所致颈椎骨质破坏、颈椎骨折或关节脱位等。脊柱腰椎段活动受限见于腰部肌纤维组织炎及韧带劳损、腰椎椎管狭窄、椎间盘脱出、腰椎结核或肿瘤、腰椎骨折或脱位等。

(三) 脊柱压痛与叩击痛

1. 压痛　评估对象取端坐位,身体稍向前倾,评估者以右手拇指从枕骨粗隆开始自上而下逐个按压脊椎棘突及椎旁肌肉，观察有无压痛。正常人每个棘突及椎旁肌肉均无压痛。若有压痛提示相应部位可能有病变，如脊柱结核、椎间盘脱出、脊柱外伤或骨折等；若椎旁肌肉有压痛常为腰背肌炎或劳损。

2. 叩击痛　检查方法有两种。直接叩诊法是评估者用手指或叩诊锤直接叩击各椎体的棘突，观察有无疼痛，主要用于胸椎与腰椎的检查、颈椎疾病，尤其是颈椎骨关节损伤时，因颈椎位置深，一般不用此方法检查。间接叩诊法是嘱评估对象取坐位，评估者将左手掌置于被评估者头部，右手半握拳用小鱼际肌部位叩击左手背，了解被评估者脊柱各部位有无疼痛。正常人脊椎无叩击痛，叩击痛阳性见于脊椎结核、脊柱骨折及椎间盘脱出症等，叩击痛部位多为病变部位。如有颈椎病、颈椎椎间盘脱出症，间接叩诊时可出现上肢的放射性疼痛。

二、四肢与关节检查

四肢与关节检查通常采用视诊与触诊，特殊情况下运用叩诊和听诊，主要观察四肢和关节形态、活动度或运动情况等。正常人四肢与关节左右对称，形态正常，无肿胀及压痛；活动不受限，直立时双肩对称，双足并拢时双膝和双踝可靠拢，足可做内外翻35°，复原时足掌和足跟可着地。

（一）上肢

1. 手的外形　手的功能位置为腕背伸30°并稍偏尺侧，拇指于外展时掌屈曲位，其余四指屈曲，呈握茶杯姿势。手的自然休息姿势呈半握拳状，腕关节背伸约20°，向尺侧倾斜约10°，拇指尖靠达示指的桡侧，其余四指呈半屈曲状，屈曲程度从示指到小指逐渐增大，各指尖均指向舟骨结节处。

2. 畸形

（1）杵状指（趾）：手指或足趾末端增生、肥厚、增宽，呈杵状膨大，指（趾）甲从根部到末端呈弧形隆起，称杵状指，常见于慢性肺脓肿、支气管扩张症、支气管肺癌、感染性心内膜炎、发绀型先天性心脏病、溃疡性结肠炎等。

（2）匙状甲：又称反甲，其特点为指甲中央凹陷，边缘翘起，指甲变薄，表面粗糙带条纹，见于缺铁性贫血、高原疾病、风湿热等。

（3）梭形关节：指关节增生、肿胀呈梭状畸形，活动受限，重者手指及腕部向尺侧偏斜，见于类风湿关节炎。

（4）爪形手：掌指关节过伸，指关节屈曲，骨间肌和大小鱼际萎缩，手呈鸟爪样变形，见于尺神经损伤、进行性肌萎缩、脊髓空洞症和麻风等。

3. 运动　上肢关节运动范围见表2-12。

表2-12　上肢关节运动范围

关节名称	后伸/背伸	前屈/掌屈	内收/旋前	外展/旋后	旋转
肩关节	35°	90°	45°	90°	45°
肘关节	10°	135°～150°	80°～90°	80°～90°	
腕关节	30°～60°	50°～60°	25°～30°	30°～40°	
掌指关节		60°～90°			
近端指间关节		90°			
远端指间关节		60°～90°			
拇指掌拇关节		20°～50°	可并拢桡侧示指		

(二) 下肢关节

1. 浮髌试验　评估者左手拇指和其他手指分别固定在肿胀关节上方两侧并加压,右手的拇指和其他手指分别固定于关节下方两侧并加压,使关节腔内的积液不能上、下流动,再用右手示指将髌骨连续向后方按压数次,当按压时有髌骨与关节面的碰触感,松开时有髌骨随手浮起感,称为浮髌试验阳性,提示膝关节内有中等量以上的积液。

2. 畸形

(1) 膝内翻和膝外翻:正常人双足并拢直立时,两膝关节及双踝均能靠拢。当双脚的内踝部靠拢时,小腿向内偏斜使两膝分开而呈“O”形,称膝内翻。直立时,两膝关节靠近,两小腿斜向外方呈“X”形弯曲,使两足的内踝分离,称为膝外翻。膝内、外翻见于佝偻病及大骨节病等。

(2) 足内翻和足外翻:跟骨内旋,前足内收,足纵弓高度增加,站立时足不能踏平,外侧着地,为足内翻,见于脊髓灰质炎后遗症。跟骨外旋,前足外展,足纵弓塌陷,舟骨突出,扁平状,跟腱延长线落在跟骨内侧,为足外翻,见于胫前胫后肌麻痹。

(3) 扁平足:足纵弓塌陷,足跟外翻,前半足外展,形成足旋前畸形,横弓塌陷,前足增宽,足底前部形成胼胝。

(4) 马蹄足:踝关节跖屈,前半足着地,常因跟腱挛缩或腓总神经麻痹所致。

3. 运动度　下肢关节运动范围见表2-13。

表2-13　下肢关节运动范围

关节名称	屈曲	后伸	内收/内旋/内翻	外展/外旋/外翻	旋转
髋关节	130°~140°	15°~30°	25°~30°	30°~45°	45°
膝关节	125°~150°	5°~10°	10°	20°	
踝关节	40°~50°	20°~30°			
跟距关节			30°	30°	
跗骨关节			25°	25°	
跖趾关节	30°~40°	45°			

目标检测

一、名词解释

1. 匙状甲　2. 杵状指(趾)　3. 爪形手
4. 梭形关节

二、填空题

1. 脊柱的检查内容包括________、________、________和________。
2. 脊柱叩击痛的检查方法有________和________。
3. 杵状指的发生机制与________、________、________有关。
4. 腰椎活动受限的主要原因是________、________、________、________。

三、选择题

A型题

1. 青少年脊柱后凸形成特征性的成角畸形,常见于(　)
A. 佝偻病　B. 胸椎结核
C. 强直性脊柱炎　D. 脊柱外伤
E. 椎间盘突出

2. 匙状指常见于(　)
A. 支气管扩张症　B. 先心病
C. 肝硬化　D. 缺铁性贫血
E. 肺气肿

3. 杵状指一般不见于(　)
A. 严重的室间隔缺损　B. 支气管扩张症
C. 大叶性肺炎　D. 慢性肺脓肿
E. 法洛四联征

4. 指关节变形呈梭形常见于(　)
A. 类风湿关节炎　B. 风湿热

C. 肌萎缩　　D. 尺神经损伤

E. 骨结核

5. 爪形手常见于(　　)

A. 肺气肿　　B. 支气管扩张症

C. 缺铁性贫血　　D. 尺神经损伤

E. 风湿热

四、问答题

1. 简述杵状指(趾)的临床表现及意义。

2. 简述正常脊柱的形态。

（吴俊丽）

实训九　神经系统检查

目的要求

1. 了解12对脑神经及31对脊神经的生理功能。

2. 熟悉运动功能、感觉功能的评估要点。

3. 掌握神经系统浅反射、深反射、病理反射各项检查的方法和注意事项。

4. 了解肌力分级及其评估方法。

实训方法

1. 观看神经系统检查的教学录像。

2. 由一名学生作为评估对象，教师示教，学后分组练习，学生相互检查，教师指导，实验结束时抽查与小结。

3. 由带教老师带领，分组在病房见习神经系统异常体征并听教师讲解其临床意义。

实训器材

叩诊锤、棉签、手电筒、软尺、试管、冷水、热水。

实训内容

神经系统检查包括脑神经检查、运动神经检查、感觉神经检查、神经反射检查和自主神经检查。

一、感觉功能检查

(一) 注意事项

1. 评估对象必须意识清楚；如果意识状态欠佳又必须检查时，可粗略观察评估对象对刺激引起的反应，估计感觉功能的状态。

2. 检查前要向评估对象说明感觉功能检查的目的和方法，取得评估对象的充分配合。

3. 检查时，嘱评估对象闭目。先检查感觉障碍处，再检查健康处，注意左右对比。

(二) 检查内容及方法

1. 浅感觉检查

(1) 痛觉：用大头针的针尖端均匀地轻刺评估对象的皮肤，询问其感受或观察其表情。检查后用正常、过敏、减退和消失来记录感觉功能的类型。痛觉障碍常见于脊髓丘脑侧束损害。

(2) 触觉：用棉签轻触被检查者的皮肤，询问其有无感觉。触觉障碍见于脊髓丘脑前束和后索损害。

(3) 温度觉:用装有热水(40~50℃)或冷水(5~10℃)的试管分别放在被检查者的皮肤上,让其分辨冷热感。温度觉障碍见于脊髓丘脑侧束损害。

2. 深感觉检查

(1) 运动觉:评估者轻轻地用手夹住评估对象的手指或足趾两侧,向上或向下移动,让其说出手移动的方向。运动觉障碍见于后索损害。

(2) 位置觉:评估者将评估对象的肢体摆成一种姿势,让评估对象描述或用对侧肢体模仿。位置觉障碍见于后索损害。

(3) 振动觉:评估者用振动着的音叉置于评估对象的内外踝、手指、膝盖等骨突出处,让评估对象感觉是否有振动。振动觉障碍见于后索损害。

3. 复合觉检查

(1) 实体觉:让评估对象用一手触摸常用物品,如水杯、笔等,并说出物品名称。实体觉障碍见于皮质损害。

(2) 皮肤定位觉:评估者用棉签轻轻地触及评估对象的皮肤,让评估对象说出被触及的部位。定位觉障碍见于皮质损害。

(3) 两点辨别觉:用分开的双脚规刺激皮肤的两点,询问评估对象是否能辨别,再逐渐缩小两点的距离,直至评估对象感觉为一点时,测量两点间的距离,左右两侧比较。触觉正常而两点辨别觉障碍见于额叶损害。

(4) 体表图形觉:在评估对象的皮肤上画常见图形或写简单的字,询问其是否能识别。体表图形觉障碍见于丘脑水平以上的损害。

二、运动功能检查

运动功能分为随意运动和不随意运动,锥体束管理随意运动,锥体外束和小脑管理不随意运动。运动功能的检查内容包括肌力、肌张力、不自主运动和共济失调。

(一) 肌力

肌力是肌肉运动时的最大收缩力。嘱评估对象作肢体的屈伸动作,评估者从相反方向给予阻力,判断评估对象对阻力的克服能力,注意左右两侧的对比。肌力常用6级分级法,具体见表2-14。

表2-14　肌力分级

级别	临床特点
0级	肌力完全丧失
1级	肌肉仅产生轻微收缩,不产生动作
2级	肢体能水平移动,但不能抬离床面
3级	肢体能抬离床面,但不能对抗阻力
4级	肢体能对抗阻力,但较正常差
5级	正常肌力

临床上按肌力减退的程度不同将其分为不完全性瘫痪和完全性瘫痪。按瘫痪的形式将其分为:①单瘫,单一肢体瘫痪,常见于脊髓灰质炎。②偏瘫,一侧肢体瘫痪,多伴有同侧颅神经损害,常见于脑血管意外、颅内病变。③交叉性瘫痪,一侧肢体瘫痪和对侧颅神经损害,常见于脑干病变。④截瘫,双下肢瘫痪,常见于脊髓胸腰段横断性损伤。

(二) 肌张力

肌张力是肌肉静止状态下肌肉的紧张度和被动运动时遇到的阻力。检查时嘱评估对象肌肉放松,评估者双手握住评估对象的肢体做被动运动,根据感知的阻力来判断,或者评估者直接用手触摸评估对象的肌肉,通过肌肉的硬度判断。肌张力降低者肌肉松弛,被动运动时阻力减退或消失,关节活动范围大,常见于小脑病变、周围神经炎、脊髓前角灰质炎等。肌张力增加者肌肉坚硬,被动运动阻力增加,关节活动范围缩小,表现为:①痉挛状态(折刀现象),在被动运动开始时阻力较大,后期突感阻力减弱,见于锥体束损害。②铅管样强直,被动运动时伸肌和屈肌的肌张力均增强,见于锥体外系损害。

(三) 不自主运动

不自主运动是指评估对象在意识清楚的情况下,随意肌不自主收缩产生的无目的异常动作,多见于锥体外系损害。

1. 震颤 为拮抗肌交替收缩引起的不自主动作。

(1) 静止性震颤:静止时震颤明显,运动时减轻,睡眠时消失,常伴肌张力增高,见于帕金森病等。

(2) 动作性震颤(又称意向性震颤):动作时发生,休息时消失,在动作终末越接近目标时越明显,见于小脑病变。

2. 手足徐动 为手指或足趾持续性缓慢地伸展扭曲,见于脑瘫、肝豆状核变性等。

3. 舞蹈样运动 为面部肌肉和肢体做快速、不规则、无目的、不对称的不自主运动,睡眠时可减轻或消失,见于儿童期脑风湿性病变。

(四) 共济运动

人体的任一动作都需要一组肌群协调完成,称为共济运动。共济运动需要小脑、前庭神经、视神经、深感觉和锥体外系的共同参与,但这些结构出现损害时,协调动作出现障碍,称为共济失调。

1. 检查项目及方法

(1) 指鼻试验:嘱评估对象用一手的示指接触前方评估者的示指,再用示指接触自己的鼻尖,先睁眼再闭眼,由慢到快,反复进行。若指鼻不准,为阳性。

(2) 闭目难立征:嘱评估对象闭目、直立、双手平举,若站立不稳,为阳性。

(3) 快速轮替动作:嘱评估对象伸直手掌,两手前臂交替地旋前、旋后,或嘱评估对象用一手的手背及手掌交替地快速轻拍另一手的手背,两侧对比进行。动作不协调、缓慢者,为阳性。

(4) 跟膝胫试验:嘱评估对象平卧位,将一侧的足跟置于对侧膝上,并沿胫骨前缘下移,先睁眼后闭眼反复进行。动作均不准,为阳性。

2. 临床意义 若睁眼和闭眼时,上述检查均为阳性,为小脑病变;若闭眼时,为阳性,提示感觉性共济失调。

三、神经反射检查

神经反射由感受器、传入神经、神经中枢、传出神经和效应器组成的反射弧完成。若反射弧中任一环节有损害都会使反射减弱或消失;反射受高级神经中枢控制,当锥体束以上病变时,反射失去抑制而使反射亢进。根据反射改变分为亢进、增强、正常、减弱、消失和异常反射等。

(一) 浅反射

浅反射是刺激皮肤、黏膜或角膜等引起的反应。

1. 角膜反射 嘱评估对象向内上看,用捻成细束的棉签轻触外侧角膜。正常反应为被刺激侧迅速闭眼,称为直接角膜反射;未被刺激侧也出现闭眼,称为间接角膜反射。直接反射和间接反射均消失见于三叉神经损害;直接反射消失、间接反射存在,见于患侧面神经瘫痪;角膜反射完全消失见于深度昏迷患者。

2. 腹壁反射 嘱评估对象仰卧位,下肢稍屈曲,用去掉棉花的棉签一端分别沿肋缘下、脐水平和腹股沟上，从外向内轻划腹壁皮肤，分别称为上、中、下腹壁反射。正常反应为受刺激部位的腹壁肌收缩。上、中、下腹壁反射均消失见于昏迷和急性腹膜炎者。两侧上、中、下腹壁反射消失分别见于7～8、9～10、11～12节胸髓损害。一侧上、中、下腹壁反射消失见于同侧锥体束损害。经产妇、老年人和肥胖者由于腹壁松弛可引起腹壁反射减弱或消失。

3. 跖反射　嘱评估对象仰卧位，下肢伸直，评估者握住评估对象的踝部，用去掉棉花的棉签一端划足底外侧，由足跟向前至小趾关节处转向踇趾侧。正常反应为足趾屈曲。反射消失见于1～2节骶髓损害。

4. 提睾反射　用去掉棉花的棉签一端沿大腿内侧自下向上轻划皮肤，正常反应为同侧提睾肌收缩，睾丸上提。两侧提睾反射均消失见于1～2节腰髓损害。一侧提睾反射减弱或消失见于锥体束损害。腹股沟疝、阴囊水肿等局部病变也会影响提睾反射。

（二）深反射

深反射是刺激骨膜、肌腱经深部感受器完成的反射，又称腱反射。

1. 肱二头肌反射　评估者以左手扶托评估对象屈曲的肘部，并将拇指置于肱二头肌肌健上，右手持叩诊锤叩击左手拇指，正常反应为肱二头肌收缩，前臂快速屈曲，同样的方法检查评估对象的左侧。反射中枢在5～6节颈髓。

2. 肱三头肌反射　嘱评估对象前臂外展，评估者用左手托起其前臂，右手持叩诊锤叩击肱三头肌肌腱，正常反应为肱三头肌收缩，前臂伸展。反射中枢在6～7节颈髓。

3. 桡骨膜反射　嘱评估对象的前臂半屈半旋前位，评估者用左手托起其前臂，右手持叩诊锤叩击其桡骨茎突，正常反应为肱桡肌收缩，屈肘、前臂旋前。反射中枢在5～6节颈髓。

4. 膝反射　评估对象取坐位时，小腿完全放松下垂；取卧位时，评估者用左手托起其膝关节使之稍屈曲，右手持叩诊锤叩击其股四头肌肌腱，正常反应为小腿伸展。反射中枢在2～4节腰髓。

5. 跟腱反射　嘱评估对象仰卧，髋关节、膝关节稍屈曲，下肢外旋外展位，评估者用左手托其足掌，使足呈过伸位，右手持叩诊锤叩击跟腱，正常反应为腓肠肌收缩，足向跖面屈曲。反射中枢在1～2节骶髓。

6. 阵挛　深反射亢进时，某些肌肉处于持续紧张状态，可出现节律性收缩，称为阵挛。

（1）踝阵挛：嘱评估对象仰卧位，一侧髋膝关节稍屈曲，评估者左手将评估对象膝部托起，右手握足前端，突然用力使足背屈并持续施压于足底，阳性反应为腓肠肌节律性收缩。

（2）髌阵挛：嘱评估对象仰卧位，下肢伸直，评估者用拇指和示指按住其髌骨上缘，并用力向下快速推动数次，并保持向下的推力。阳性反应为股四头肌节律性收缩。

深反射减弱或消失见于：①器质性病变，如末梢神经炎、神经根炎、脊髓前角灰质炎等使反射弧遭受损害所致。②脑或脊髓的急性损伤可发生超限抑制，使低级反射中枢受到影响，深反射可减弱或消失。③骨关节病和肌营养不良症也可使深反射减弱或消失。深反射亢进多因锥体束以上病变使反射活动失去抑制所致。

（三）病理反射

病理反射是指锥体束受损时，大脑对脑干和脊髓的抑制作用丧失而出现的异常反射。1岁半以内的婴幼儿由于神经系统发育不完善，可出现此类反射，为正常现象。

1. Babinski（巴宾斯基）征　为最典型的病理反射。用竹签沿评估对象足底，由足跟向前至小趾关节处划向踇趾侧。阳性反应为踇趾背伸，其余四趾呈扇形展开。

2. Oppenheim（奥本海姆）征　评估对象用拇指和示指沿评估对象的胫骨前缘自上向下用力滑压。阳性反应同Babinski征。

3. Gordon（戈登）征　评估者用手挤压评估对象腓肠肌。阳性反应同Babinski征。

4. Chaddock(查多克)征　评估者用钝头竹签从评估对象外踝下方向前划至趾跖关节处。阳性反应同 Babinski 征。

5. Hoffmann(霍夫曼)征　评估者用左手托住评估对象腕部上方,以右手中指和示指夹持其中指,稍向上提,使腕部处于轻度过伸位,然后用拇指迅速弹刮评估对象中指的指甲。阳性反应为拇指和其他手指掌屈。

(四) 脑膜刺激征

脑膜刺激征是脑膜受激惹而表现的异常体征,见于颅内压增高、脑膜炎和蛛网膜下隙出血等。

1. 颈强直　嘱评估对象取仰卧位,评估者用左手托起评估对象的枕部,右手放于其胸前,做屈颈动作,若被动屈颈时抵抗力增强,称为颈强直。颈强直也可由颈椎或颈部肌肉局部病变引起。

2. 克尼格征(Kernig 征)　嘱评估对象取仰卧位,一侧髋关节、膝关节成 90°屈曲,评估者将其小腿抬高伸膝,正常情况下膝关节可伸达 135°。若伸膝受阻且伴有疼痛、屈肌痉挛,称为阳性。

3. 布鲁津斯基征(Barudzinski 征)　检查方法同颈强直,若被动屈颈时,评估对象的双侧髋、膝关节同时屈曲,称为阳性。

目标检测

一、名词解释

1. Hoffmann 征　2. 偏瘫

二、填空题

1. 深反射是刺激________、________引起的反应。

2. 肌张力增高分为________和________。

三、选择题

(一) A 型题

1. 下列哪项不参与共济运动(　　)

A. 前庭神经　B. 视神经
C. 锥体外系　D. 小脑
E. 大脑

2. 有关病理反射的描述哪项不正确(　　)

A. 病理反射出现提示锥体束受损
B. 下肢病理反射的阳性反应为踇趾背伸,余趾呈扇形展开
C. 任何人出现这种反射都属于病理性的
D. 下肢 5 种病理征临床意义相同
E. Hofffmann 为上肢病理反射

(二) X 型题

3. 脑膜刺激征包括(　　)

A. 颈强直　B. Kernig 征
C. Barudzinski 征　D. Oppenheim 征
E. Gordon 征

四、问答题

1. 试述如何检查 Babinski 征。

2. 简述脑膜刺激征检查阳性结果的临床意义。

(吴俊丽)

实训十　全身体格检查

目的要求

1. 掌握体格检查的方法和内容。

2. 了解常见异常体征的表现及临床意义。

3. 了解全身体格检查的注意事项。

实训方法

1. 观摩全身体格检查的影像片。

2. 教师示教,然后学生两人一组互相检查(按体格检查的顺序进行),反复练习,掌握方法,熟记检查项目、顺序及正常状态,并独立记录体格检查的完整过程。

3. 实训结束前教师进行教学评价及总结,指出学生在实训中的优点及存在的问题。

实训器材

体温计、血压计、视力表、手电筒、压舌板、棉签、软尺、直尺、听诊器、叩诊锤、试管、冷水、热水、记号笔、全身体格检查教学光盘。

实训内容

取体温表,先检查体温表内汞柱是否已甩至35℃以下,然后把体温表放在腋窝深处紧贴皮肤,如有汗液则须擦干后测体温,并嘱被评估者用上臂将体温表夹紧。

检查脉搏时右手指并拢,以示指、中指和环指指腹平放在被评估者右手桡动脉近手腕处,至少计数30秒脉搏搏动次数。同时观察被评估者呼吸,计算胸廓起伏频率,计数30秒。

测量右上臂血压前必须在安静环境下休息5～10分钟。先打开血压计开关,检查汞柱液面是否与零点平齐。使被评估者右上肢裸露,伸直并外展约45°,袖带气囊胶管避开肱动脉,袖带紧贴皮肤缚于上臂,下缘距肘弯横纹上方2～3cm,袖带不宜过紧或过松,一般以能伸进1指为宜。在肘窝肱二头肌腱内侧触及肱动脉,将听诊器膜式体件置于肱动脉上,不宜将体件塞在袖带下,并使测量点与腋中线同一水平。右手以均匀节奏向气袖内注气,待动脉搏动消失,再升高20～30mmHg,然后缓缓放气,使汞柱缓慢下降,以每秒2mm速度为宜。两眼平视汞柱平面,听到的第一个搏动声为收缩压;汞柱继续下降至声音突然变低沉,直至消失,此时所示压力值为舒张压。同样的方法测定两次,间歇1分钟左右,取最低值为血压值。解下袖带,整理好后放入血压计内。向右侧倾斜血压计约45°,使汞柱内汞进入汞槽后关闭开关。

取出体温表,观察刻度后甩下汞柱,将体温表放入托盘内、分别记录每分钟脉搏、呼吸次数、血压和体温。

观察被评估者发育、营养、体型、面容、表情和体位。

观察头发、头颅外形。用双手拨开头发,检查整个头颅有无压痛、包块、损伤等。

观察眉毛分布有无脱落,眼睑有无下垂、水肿。嘱被评估者眼睛下视,用右手示指和拇指捏住左上眼睑中部的边缘,轻轻向前牵拉,然后示指向下压,并与拇指配合将睑缘向上捻转,翻转上眼睑。观察眼睑结膜和穹隆结膜。提起上眼睑皮肤,使眼睑翻转复原。按同样方法检查右上眼睑。用双手拇指置于下眼睑中部,请被评估者向上看,同时向下牵拉睑缘,观察下眼睑结膜、穹隆结膜、球结膜及巩膜。

观察眼球的外形有无突出或下陷,双侧瞳孔是否等大等圆。取手电筒、聚光圈后检查对光反射。先查左侧瞳孔,手电光由外向内移动,直接照射瞳孔,并观察左侧瞳孔是否缩小。移开光源后,用手隔开双眼,再次用手电光直接照射左侧瞳孔并观察右侧瞳孔的动态反应。用同样的方法检查右侧瞳孔的直接和间接对光反射。

评估者伸右臂,竖示指,距被评估者左眼前30～40cm处。嘱被评估者注视示指的移动,并告之勿转动头部,可用左手固定被评估者头部。示指按水平向外、外上、外下,水平向内、内上、内下,共6个方向进行。检查每个方向时均从中位开始,观察有无眼球运动障碍和眼球震颤。同法检查右侧眼球运动。

嘱被评估者注视 1m 以外的示指，然后将示指较快地向鼻梁方向移动至距眼球约 20cm 处，观察两侧瞳孔变化，即调节反射。再将 1m 外的示指缓慢移近，观察两侧眼球的内聚，称为辐辏反射。

角膜反射检查时，嘱被评估者向对侧上方注视，用棉签毛由眼角外向内，轻触被评估者的角膜边缘，同时观察两侧眼睑闭合反应。先查左侧，后查右侧。清醒患者可不查角膜反射。

检查耳郭有无畸形、结节或触痛。请被评估者头部转向右侧，将左手拇指放在左耳屏前向前牵拉，右手中指和环指将耳郭向后上方牵拉，拇指和示指持手电筒，观察外耳道的皮肤及有无溢液。检查乳突有无压痛，先左后右。

观察鼻部皮肤和外形。左手拇指将鼻尖上推，借助手电筒观察鼻前庭和鼻腔。评估者用手指压闭一侧鼻翼，请被评估者呼吸，以判断通气状态。同样方法检查另一侧。

检查额窦、筛窦和上颌窦有无压痛。评估者用双手固定于被评估者的两颞侧，将拇指置于眶上缘内侧同时向后按压，询问有无压痛，两侧有无差别。将手下移，先用右拇指置于被评估者左侧鼻根部与眼内眦之间，向后内方按压，询问有无压痛；接着用左手拇指压右侧鼻根部与眼内眦之间，向后内方按压，询问有无压痛。再将两手下移，拇指置于颧部，同时向后按压，询问有无疼痛，两侧有无差别。

观察口唇色泽，有无疱疹、口角糜烂等。取手电筒和消毒压舌板，观察口腔黏膜、牙齿、牙龈。轻轻压迫牙龈，注意有无出血和溢脓。嘱患者张大口并发"啊"音，手持压舌板的后 1/3，在舌前 2/3 与舌后 1/3 交界处迅速下压，借助手电筒观察软腭、软腭弓、悬雍垂、扁桃体和咽后壁。注意有无黏膜充血、红肿、淋巴滤泡增生。如果扁桃体增大，则须分度。请被评估者伸舌，观察舌体、舌苔和伸舌运动、鼓腮、示齿动作。

解开衣领，充分暴露颈部。观察颈部皮肤，有无颈静脉怒张、颈动脉搏动和颈静脉搏动，先左后右。观察甲状腺是否突出，是否对称。

按顺序由浅入深触诊颈部淋巴结。用双手指滑动触诊耳前、耳后、乳突区淋巴结。请被评估者将头转向右侧，用右手指触诊枕骨下区的枕后淋巴结。头部还原，评估者双手指尖在颈后三角沿斜方肌前缘和胸锁乳突肌后缘触诊；翻掌，用双手指尖在颈前三角区，先沿胸锁乳突肌前缘触诊。然后让被评估者头稍低向左侧，评估者左手扶住头部，右手指尖分别触摸颌下和颏下淋巴结。同法触摸右侧颌下淋巴结。请被评估者头部稍前屈，用双手指尖在锁骨上窝内由浅逐渐触摸至锁骨后深部，检查锁骨上淋巴结。如触摸到淋巴结时，应注意部位、大小、数目、硬度、压痛、活动度，有无粘连，局部皮肤有无红肿、瘢痕、瘘管等。

双手触诊法检查甲状腺，右手拇指在胸骨上切迹向上触摸甲状腺峡部在气管前有无增厚，请被评估者做吞咽动作，判断有无肿大或肿块。然后用左手拇指在甲状软骨下气管右侧向对侧轻推，右手示指、中指和环指在左胸锁乳突肌后缘，右手拇指在气管旁，使甲状腺左叶在此四指间，以拇指滑动触摸来确定甲状腺的轮廓大小及表面情况，有无肿大和震颤。请被评估者做吞咽动作，肿大的甲状腺可随吞咽运动上下移动。同法检查甲状腺右叶。

将示指与环指分别放在两侧胸锁关节上，将中指置于气管之上，观察中指与示指、环指间距离，判断有否气管移位。

听诊颈部大血管区血管性杂音，先左后右。如果有甲状腺肿大，则将听诊器放在肿大的甲状腺上，注意有无连续性静脉"翁鸣音"或收缩期动脉杂音。甲状腺无肿大则无须听诊。

去枕，嘱被评估者下肢自然伸直，颈部放松，评估者左手托住被评估者枕部，右手放在其胸前固定位置。左手使被评估者头部前屈做被动屈颈动作，测试颈肌抵抗力，有无颈项强直；再次快速屈颈数次，观察两膝关节和髋关节的活动，如有屈曲则为 Brudzinski 征阳性。

充分暴露前胸部。视诊皮肤，观察呼吸运动是否均衡，节律是否规整，两侧是否对称；肋间隙宽度，胸壁静脉有无曲张。蹲下观察并比较胸廓的前后径与左右径，注意胸廓外形的异常改变，如桶状胸、佝偻病胸或局部隆起。视诊两侧乳房对称性和乳房皮肤有无异常，乳头的位置、大小和对称性，男性有无乳房增生。

触诊腋窝淋巴结。评估者左手扶着被评估者左前臂，屈肘外展抬高约45°，右手指并拢，掌面贴近胸壁向上直达腋窝顶部，将被评估者手臂放下靠拢身体，由浅入深滑动触诊；然后依次触诊腋窝后壁、内侧壁、前壁。触诊腋窝前壁时，注意拇指和四指的配合；再翻掌向外，触诊腋窝外侧壁。左手检查右腋窝淋巴结，方法同前。注意事项同颈部淋巴结的触诊。

用手掌前部分别触压胸廓左右上、中、下三部位，检查有无皮下气肿，并询问被评估者有无胸壁压痛。双手按压胸廓两侧，检查胸廓的弹性。用拇指按压胸骨柄及胸骨体的中、下部，询问被评估者有无压痛。女性则常规触诊乳房，先查健侧，后查患侧。乳房检查按内上、外上、尾部、内下、外下顺序由浅入深触诊，最后触诊乳头。评估者的手指和手掌平置在乳房上，用指腹轻轻施加压力，旋转滑动触诊，一般以能触及肋骨而不引起疼痛为度，注意乳房有无红、肿、热、痛和包块。触诊乳晕和乳头，则用拇指和示指同时轻压乳头两侧对应部位，注意有无硬结和分泌物。

检查胸廓扩张度，两手掌及伸展的手指置于胸廓前下部的对称位置，左右拇指分别沿两侧肋缘指向剑突，两拇指间距约2cm。然后嘱被评估者做深呼吸动作，比较两手的动度是否一致。

将双手掌置于被评估者胸部的对称位置，嘱其以同等强度发“yi”长音，并双手做一次交换，以排除两手感觉的误差。检查上、中、下三部位，比较两侧相应部位语音震颤的异同，注意有无增强或减弱。

双手掌置于被评估者胸廓下侧部，嘱其深吸气，触诊有无胸膜摩擦感。

检查胸部叩诊音分布，以胸骨角为标志，确定肋间隙。板指与肋骨平行，由第1肋间至第4肋间，按由外向内、自上而下、两侧对照的原则叩诊。注意叩诊音改变及板指的振动感。

肺下界叩诊，按右锁骨中线、左腋中线、右腋中线顺序叩三条线。被评估者平静呼吸，评估者板指贴于肋间隙，自上而下，由清音叩到实音时翻转板指，取板指中部用标记笔做标记，数肋间隙并做记录。

肺部听诊按锁骨中线、腋前线和腋中线三条线，上、中、下部左右对称部位进行。比较两侧的呼吸音有无异常变化，是否有呼吸音以外的附加音（干、湿啰音），必要时嘱被评估者做深吸气动作。

检查语音共振。听诊器体件位置同语音震颤，检查上、中、下三个部位，从内到外。嘱被评估者以一般的声音强度重复发“yi”长音，做两侧对比，注意有无增强或减弱。嘱被评估者深吸气，在下侧胸壁听诊有无胸膜摩擦音。

评估者下蹲，以切线方向观察心前区是否隆起，观察心尖搏动的位置、强弱和范围及心前区有无异常搏动。

手掌置于心前区，注意心尖搏动的位置和有无震颤。示指和中指并拢，用指腹确定心尖搏动的位置、范围，是否弥散，有无抬举性搏动，确定心前区异常搏动（包括剑突下搏动）。用手掌在心底部和胸骨左缘第3、4肋间触诊，注意有无震颤及心包摩擦感，必要时用手掌尺侧（小鱼际）确定震颤的具体位置，判定收缩期还是舒张期。

心脏叩诊先叩左界，从心尖搏动最强点外2～3cm处开始，沿肋间由外向内。叩诊音由清变浊时，翻转板指，在板指中点用标记笔做标记。如此自下而上，叩至第2肋间。叩右界则先沿右锁骨中线，自上而下，叩诊音由清变浊时为肝上界，于其上一肋间（一般为第4肋间）由外向内叩出浊音界，上移一个肋间，于第3、第2肋间由外向内叩出浊音界，并分别做标记。然后标出前正中线和左锁骨中线,用直尺测量左右心浊音界各标记点距前正中线的垂直距离和左锁骨中线与前正中线间的距离,并记录。

心脏听诊先将听诊器体件置心尖搏动最强的部位,听诊心率(1 分钟)、心律、心音(强度改变、心音分裂、额外心音)、杂音;然后依次在肺动脉瓣区(胸骨左缘第 2 肋间)、主动脉瓣区(胸骨右缘第 2 肋间)、主动脉瓣第二听诊区(胸骨左缘第 3 肋间)、三尖瓣区(胸骨左缘第 4、5 肋间)听诊。注意 A_2 与 P_2 的强度比较,心音分裂与呼吸的关系。如听到杂音,应认真辨别其最响的部位、时期、性质、传导、强度及与体位、呼吸、运动的关系。在胸骨左缘 3、4 肋间听诊心包摩擦音。

嘱被评估者坐起,两手抱膝,暴露背部,视诊皮肤。双拇指在第 10 肋水平,对称性地把手掌放在背部两侧,两拇指间距约 2cm,两手向脊柱方向推挤,使皮肤松弛致双手拇指掌侧缘平行;然后嘱被评估者做深呼吸动作,比较两手的动度是否一致。

评估者两手掌置肩胛下区对称部位,请被评估者发“yi”音,然后两手交换,请被评估者以相等强度重复发“yi”音,比较两侧语音震颤是否相等。

背部叩诊肩胛间区脊柱两侧上下共 4 个部位,左右腋后线、肩胛线上下共 4 点,先左后右。比较叩诊音的分布是否正常。

请被评估者上臂自然下垂贴于胸侧壁,评估者握其肘,稍做内收外展动作,另一手触摸肩胛下角,在上臂自然下垂时确定肩胛下角位置,通过此角的垂线为肩胛线;沿肩胛线自上而下,叩出平静呼吸时的肺下界;嘱被评估者做深吸气后屏住呼吸,迅速沿左肩胛线自上而下叩至浊音区,翻转板指,在其中点做一标记。恢复平静呼吸,再嘱其深呼气后屏气,迅速沿左肩胛线自上而下叩出浊音区,翻转板指,再做标记,嘱被评估者恢复正常呼吸。数肋间,用直尺测量两个标记间的距离,即肺下界移动范围。再叩右肩胛线处肺下界及深吸气、深呼气末的肺下界,数肋间,测量右肺下界移动范围。做记录。

听诊肩胛间区脊柱两侧上下共 4 个部位,左右腋后线、肩胛线上下共 4 点,注意双侧对称部位的呼吸音是否异常,有无干、湿啰音。嘱被评估者以相同的声音强度发“yi”长音,在肩胛间区脊柱两侧和肩胛下区左右共 4 点对比两侧语音共振有无增强或减弱。

用双拇指按压背部第 12 肋与脊柱夹角的顶点(即肋脊点)和第 12 肋与腰肌外缘的夹角顶点(即肋腰点),同时询问被评估者有无疼痛。用左手掌平放在左肋脊角处,右手握拳用轻到中等的力量叩击左手背,询问有无疼痛,即肾区叩击痛;然后检查右侧有无叩击痛。

请被评估者前后左右活动颈部及腰部,观察脊柱的活动度,有无活动受限。评估者用手指沿脊柱的棘突以适当的压力从上向下划,观察划压后皮肤出现的红色充血线,判断脊柱有无侧弯。评估者用拇指自上而下逐个按压脊柱棘突及椎旁肌肉直至骶部,询问有无压痛。先用间接叩击法,嘱被评估者坐正,将左手掌置于被评估者头顶部,右手半握拳叩击左手背。观察被评估者有无疼痛,疼痛部位多示病变位置;然后用叩诊锤直接叩击胸椎和腰椎体的棘突,询问有无叩击痛。如有压痛或叩击痛,则以第 7 颈椎棘突为骨性标记,计数病变椎体位置。

嘱被评估者取仰卧位,充分暴露腹部。评估者蹲下平视腹部外形是否平坦。视诊腹部皮肤,呼吸运动是否存在或有无异常,有无腹壁静脉曲张、胃肠型或蠕动波等。

请被评估者屈膝并稍分开,以使腹肌松弛。评估者以全手掌放于腹壁上部,感受腹肌紧张度,并使患者适应片刻;然后轻柔地进行腹部浅触诊,先触诊未诉病痛的部位,一般自左下腹开始滑行触诊,再沿逆时针方向移动,同时观察被评估者的反应及表情。注意腹壁的紧张度、抵抗感、表浅的压痛、包块、搏动和腹壁上的肿物。用指尖深压位于脐与髂前上棘连线中外 1/3 交界处的 McBurney 点,停留片刻后突然将手抬起,以检查有无反跳痛。再做深触诊,左手与右手重叠,以并拢的手指末端逐渐加压触摸深部脏器。同浅触诊,一般自左下腹开始,按逆时针方向进行。如果触及肿物或包块,须注意其位置、大小、形态、质地、压痛、搏动、移动度及与腹壁的关系。

双手触诊法检查肝。嘱被评估者张口,评估者用左手拇指置于季肋部,其余四指置于背部,以限制右下胸扩张,增加膈下移的幅度。右手三指并拢,掌指关节伸直,与肋缘大致平行地放在右髂窝,沿右锁骨中线,被评估者呼气时手指压向腹深部,吸气时手指向前迎触下移的肝缘。如此反复进行中,手指逐渐向肋缘滑行移动,直至触及肝缘或肋缘。注意吸气时手指上抬的速度要落后于腹壁的抬起。如果肋下触及肝,必要时宜在右锁骨中线叩出肝上界并测量肝的上下径,以排除肝下移。然后在前正中线触诊肝,一般从脐部开始,自下向上滑行移动,与呼吸运动配合,测量肝缘与剑突根部间的距离。触及肝除测量肝的大小外,还应注意质地、表面、边缘、压痛、搏动感等。肝大者做肝颈静脉回流征检查,即用手掌压迫右上腹,观察颈静脉,如出现颈静脉怒张更加明显,则为肝颈静脉回流征阳性。

脾双手触诊法,左手掌置于被评估者左腰部第7~10肋处,试从后向前托起脾,右手掌平放于腹壁,与肋弓大致呈垂直方向。一般从脐部开始,两手配合,随呼吸运动深部滑行向肋弓方向触诊脾,直至触及脾缘或左肋缘。触诊不满意时,可嘱被评估者右侧卧位,右下肢伸直,左下肢屈曲使腹部皮肤松弛,再做触诊。如脾大,则测量甲乙线、甲丙线和丁戊线;除大小外,还应注意脾的质地、表面情况、有无压痛及摩擦感等。

被评估者仍取仰卧位,两腿屈起稍分开。Murphy 征检查以左手掌平放于被评估者右季肋区下部,以拇指指腹勾压腹直肌外缘与肋弓交界处,其余四指与肋骨交叉。然后嘱做深吸气,同时注意被评估者的面部表情,询问有无疼痛。因疼痛而突然中止吸气动作为 Murphy 征阳性。

双手拇指依次深压两侧肋弓第10肋下缘偏内(即季肋点)、脐水平腹直肌外缘(上输尿管点)和髂前上棘水平腹直肌外缘(中输尿管点),注意有无压痛。检查肝区叩击痛,用左手掌平放在右季肋区,右手握拳用轻到中等力量叩击左手背,询问叩击时有无疼痛。

液波震颤检查时,评估者左手掌轻贴被评估者右侧腹壁,右手四指并拢屈曲,用右手指指腹部叩击左侧腹壁。如左手掌有波动感,为排除腹壁本身振动的传导,则请被评估者或助手用右手掌尺侧缘压在脐部腹正中线上,再叩击对侧腹壁,如贴于右侧腹壁的手掌仍有被液体冲击的感觉,则为液波震颤阳性。

评估者左耳凑近被评估者上腹部,右手示指、中指、环指三指并拢置于上腹部,手指与腹壁成70°角做数次急速有力的冲击动作,如闻及气体和液体相撞击的声音即为振水音。腹部叩诊音分布检查同浅触诊,从左下腹开始,以逆时针方向叩诊,以发现有无异常的浊音或实音。

移动性浊音的叩诊先从脐部开始,沿脐水平向左侧方向移动。当叩诊音由鼓音变为浊音时,板指位置固定,嘱被评估者右侧卧位,稍停片刻,重新叩诊该处,听取音调是否变为鼓音。然后向右侧移动叩诊,板指移动不便时可改变指尖方向,继续叩诊直达浊音区。叩诊板指固定位置,嘱被评估者向左侧翻身180°呈左侧卧位,停留片刻后再次叩诊,听取叩诊音之变化。如出现浊音区随体位移动而变动,则为移动性浊音阳性。

右下腹听诊肠鸣音(1分钟)。在脐部和脐上两侧听诊有无血管杂音。鉴于腹部触诊和叩诊可能影响肠鸣音的活跃程度,可根据专科情况,腹部检查改为视诊、听诊、触诊、叩诊的顺序进行。

双手触摸两侧腹股沟淋巴结。比较两侧股动脉的搏动是否存在,搏动强度是否一致,并将听诊器体件置于股动脉搏动处,听诊有无射枪音;稍加用力,注意有无 Duroziez 双重杂音。

取棉签分别沿肋弓、脐水平、腹股沟,由外向内轻划刺激腹壁,先左后右,左右对比,检查上、中、下腹壁反射是否引出。

盖好被子,视诊上肢皮肤、关节、手指及指甲。检查上臂内侧肘上 3~4cm 处皮肤弹性。触诊左滑车上淋巴结时,用左手扶托被评估者左前臂,并屈肘约 90°,以右手小指固定在被评估者的肱骨内上髁,示指、中指及环指并拢,在其上 2~3cm 处肱二头肌、肱三头肌之间的肌沟中,纵行、横行滑动触摸滑车上淋巴结。同法检查右上臂皮肤弹性和右滑车上淋巴结。

比较双侧桡动脉搏动是否一致,有无交替脉。请被评估者深吸气,检查有无奇脉。左手指掌侧紧握被评估者右手腕桡动脉处,将被评估者前臂抬高过头,感觉桡动脉的搏动,判断有无水冲脉。用手指轻压被评估者指甲末端,观察有无红白交替现象,即毛细血管征。

请被评估者活动上肢,观察有无运动功能障碍或异常。右手置被评估者上臂内侧,嘱被评估者做屈肘动作;右手置被评估者前臂外侧,嘱其做伸肘运动,观察肌肉克服阻力的力量,即肌力。相同方法测试右前臂肌力,并与左侧比较。请被评估者双手紧握评估者示指、中指和环指,评估者用力回抽,以比较双侧握力。

以左手托被评估者屈曲的肘部,将拇指置于肱二头肌肌腱上,然后以叩诊锤叩击拇指甲,观察前臂的屈曲动作,即肱二头肌反射;用叩诊锤直接叩击鹰嘴突上方的肱三头肌肌腱,观察前臂的伸展运动,为肱三头肌反射;使被评估者腕部桡侧面向上,并使腕关节自然下垂,用叩诊锤叩击桡骨茎突上方,观察前臂前旋、屈肘动作,为桡骨膜反射。评估者左手握住被评估者腕关节上方,右手以中指及示指夹持被评估者中指,稍向上提,使腕部处于过伸位,然后以拇指迅速弹刮被评估者中指指甲,如果其余四指有轻微的掌屈动作,则为 Hoffmann 征阳性。同样的方法检查右侧。

暴露下肢,视诊双下肢皮肤、下肢静脉、关节、踝部及趾甲,使被评估者屈膝,触摸腘窝淋巴结,触压胫骨前缘内侧有无压陷性水肿,先检查左下肢,后检查右下肢。双手同时触摸两侧第 1、2 趾骨间足背动脉,并做比较。

请被评估者活动下肢,观察有无运动功能障碍。评估者用手握住其小腿下部,嘱被评估者做屈腿动作;用手置于被评估者胫骨下方并施加压力,请被评估者对抗阻力做伸膝动作,检查肌力并两侧对比。

用左手在腘窝处托起下肢,使髋关节、膝关节稍屈,然后用叩诊锤叩击髌骨下方的股四头肌肌腱,观察小腿伸展动作,先查左侧后查右侧膝反射,使被评估者髋关节、膝关节稍屈,下肢外旋外展位,用左手使足掌背屈呈过伸位,然后以叩诊锤叩击跟腱,观察足向跖面屈曲运动。同样方法检查右侧跟腱反射。

用手托住被评估者左踝部,用叩诊锤柄或钝竹签沿足底外侧缘,由后向前划至小趾掌关节处再转向踇趾侧,正常表现为足趾跖屈,为 Babinski 征阴性;再检查右侧 Babinski 征。用拇指和示指(或示指和中指)沿被评估者胫骨前缘用力由上向下滑压,阳性表现为踇指缓缓背伸,其他四趾呈扇形展开,称 Oppenheim 征阳性。将膝部稍抬起,右手拇指及其他四指捏压腓肠肌,称 Gordon 征,阳性表现同 Babinski 征和 Oppenheim 征,均先查左侧后右侧。

先使被评估者一侧髋关节、膝关节屈曲成直角,左手置于膝关节上,右手置踝部并抬高小腿,Kernig 征阳性者伸膝受限伴有疼痛,而且对侧膝关节屈曲,先检查左侧后右侧。

目标检测

一、选择题

(一) A 型题

1. 全身体格检查过程中一般患者体位变动的要求是(　　)

A. 1 次　　B. 2~3 次

C. 4 次　　D. 不允许

E. 不限制

2. 全身体格检查时以下哪项不正确(　　)

A. 检查顺序是从头到足
B. 检查内容务求全面系统
C. 掌握检查的进度和时间
D. 外生殖器仅必要时检查
E. 肛门、直肠必须检查

3. 为坐位患者进行全身体格检查时一般顺序为（　　）
A. 一般情况和生命体征→头颈部→后背部→前侧胸部→腹部→四肢→肛门外生殖器（卧位）→神经系统
B. 一般情况和生命体征→上肢→头颈部→后背部卧位→前侧胸部→腹部→下肢→肛门外生殖器→神经系统
C. 一般情况和生命体征→四肢→头颈部（卧位）→前侧胸部→腹部坐位→后背部→肛门外生殖器（卧位）→神经系统
D. 一般情况→头颈部→四肢卧位→前侧胸部、后背部→腹部→肛门外生殖器→生命体征（站位）→神经系统
E. 生命体征→神经系统→四肢→头颈部→肛门外生殖器（卧位）→前侧胸部、后背部→腹部

（二）X 型题

4. 全身体格检查的基本项目包括（　　）
A. 一般检查及生命体征
B. 前侧胸部、背部
C. 腹部
D. 四肢、共济运动、步态及腰椎运动
E. 肛门直肠外生殖器

二、问答题

1. 试述全身体格检查的基本要求。
2. 简述腹部检查的内容。

（刘旭东）

第三章　心电图实训

实训一　心电图机操作与正常心电图检查

目的要求

1. 学会熟练使用心电图机描记心电图。

2. 正确辨认正常心电图各波、段、间期，并能准确测量其值。

3. 根据心电图的阅读顺序能对心电图测量结果进行初步分析。

4. 了解心电图报告的书写格式。

5. 了解心电图检查的临床应用范围及临床意义。

实训方法

1. 教师示教心电图描记的操作方法、步骤。

2. 5～6人一组，同学之间互相描记一次心电图。教师巡回对学生的操作进行检查指导。

3. 指导学生辨认正常心电图的心动周期、各波、段、间期，示教心率计算、心电轴、心电图各波、段、间期测量等方法。

4. 学生每2～3人一组，在教师指导下，利用描记的心电图辨认各波段并测量其数值。

5. 书写实训报告，在心电图报告纸上记录分析心电图过程和检查结果。

实训器材及对象

心电图机、心电图纸、生理盐水、检查床、两脚规、正常人。

实训内容

一、心电图描记

（一）环境与设备

1. 室内温暖，以免寒冷而引起肌电干扰。

2. 交流电源的心电图机使用时必须接地线。

3. 心电图机旁不要摆放其他电器。

4. 诊察床的宽度不宜过窄，以免机体紧张而引起机电干扰。

（二）评估对象准备

1. 检查前按申请单核对受检者姓名。

2. 休息片刻，受检者取平卧位进行检查，除急症外一般应避免于饱餐后或吸烟后检查。

3. 对受检者简要说明心电图检查对人体无害也无痛苦，嘱其四肢平放，肌肉松弛，心电图描记过程中不能移动四肢及躯体，必要时需屏气记录胸导联心电图。

（三）皮肤处理

将受检者两手腕屈侧腕关节上方3cm处及两内踝上部约7cm处，涂抹导电胶或盐水，也可用乙醇仔细擦净皮肤上的油脂，以消除皮肤阻力，减少伪差的发生。

（四）电极安置

分别将导联电极按规定连接肢体与胸部。其中肢体导联线较长，末端接电极板处有颜色标志：红色端电极接右上肢；黄色端电极接左上肢；绿色端电极接左上肢；黑色端电极接右下肢。胸导联线较短，导线末端接电极处的颜色依次为红、黄、绿、褐、黑、紫，通常分别代表 V_1 ~ V_6 导联。但它们亦可任意记录各胸前导联心电图，关键取决于其电极安放的相应部位，要特别注意防止左、右上肢接错。

（五）描记心电图

1. 接通电源及地线（当使用蓄电池或充电电源时，可不用地线），如有外部交流电干扰，可按下抗交流电干扰键（HUM），但尽量不要使用该键，更不要同时使用去肌颤滤波（EMG），因为这样会使心电图波幅下降 15% 以上，导联心电图失真。

2. 常规记录走纸速度一般选择 25mm/s，标准灵敏度 1mV = 10mm（即增益，指输入 1mV 电压时，描笔偏移幅度 10mm）。记录笔应调节在记录纸的中心线上。在记录过程中，如发现某些导联心电图电压太高超出图纸范围，可减低电压，如选择灵敏度 1mV = 5mm。

3. 导联切换。依次记录Ⅰ、Ⅱ、Ⅲ、aVR、aVL、aVF 及 V_1 ~ V_6 导联心电图，婴幼儿可做 9 个导联（肢体导联 6 个，以及胸导联 V_1、V_3、V_5）。除心律不齐适当加长 V_1 或Ⅱ导联外，一般各导联记录 3 ~ 5 个心室波即可。如见有急性下壁心肌梗死图形，应及时加做右胸导联（V_{3R} ~ V_{5R}）及 V_7 ~ V_9 导联。

4. 描记中遇基线不稳及干扰时，应检查导联线与心电图机的连接或电极是否松脱，还要注意胸部电极不能吸附太紧及吸附时间太久，以免损伤皮肤。

5. 描记心电图结束后，要立即在心电图纸的前部注明受检者的姓名、性别、年龄、记录时间（年、月、日、小时，甚至分钟）、病区及床号等，同时标记各导联（如电压减半时需注明）。

二、心电图测量、心电图分析方法和步骤

（一）鉴别心电图记录的质量

确认定准电压、走纸速度，有无导联记录或标记错误，判别和排除伪差或干扰（如肌肉震颤、基线漂移、交流电干扰）。

（二）在Ⅱ导联上找出一个心动周期

分别标出三波（P 波、QRS 波群、T 波）、二段（PR 段、ST 段）和二间期（PR 间期、QT 间期）。

（三）心电图各波段的测量

1. 各波段时间的测量　测量各波的时间应从波形起点的内缘（凸面起点）测至波形终点的内缘（凸面终点）。正向波的时间从基线下缘测量，负向波的时间应从基线上源测量（图 3-1 A、图 3-1B）。

2. 各波段振幅的测量　测量正向波的高度，应自参考水平线的上缘垂直地测量到该波的顶点；测量负向波的深度应自参考水平线的下缘垂直地测量到波的底端；若为双向波，则以正负相加的代数和计算。P 波起始前的水平线是测量 P 波振幅的参考水平线；QRS 起始部是测量 QRS 波群、J 点、ST 段、T 波和 U 波统一采用的参考水平线（图 3-1A、图 3-1B）。

3. 室壁激动时间（VAT）的测量　测量从 QRS 波群起点到 R 波峰垂直线之间的水平距离（图 3-1C）。

4. 各间期的测量

（1）PR 间期：应选择有明显 P 波的导联（常用Ⅱ导联），从 P 波的起点测至 QRS 波群的起点（图 3-1D）。

（2）QT 间期：应选择 T 波较为清晰的导联，从 QRS 波群的起点测至 T 波的终点。心律不规则时，应取 3～4 个心动周期中的 QT 间期的平均值（图 3-1E）。

（3）ST 段：测量 ST 段移位时，以 QRS 起始部作为参考水平线，通常取 J 点（QRS 波群的终末与 ST 段起始的交接点）后 0.06 秒或 0.08 秒处为测量点。ST 段抬高时，测量该点 ST 上缘至对照基线上缘的垂直距离；ST 段下移时，测量该点 ST 段下缘至对照基线下缘的垂直距离（图 3-1F）。

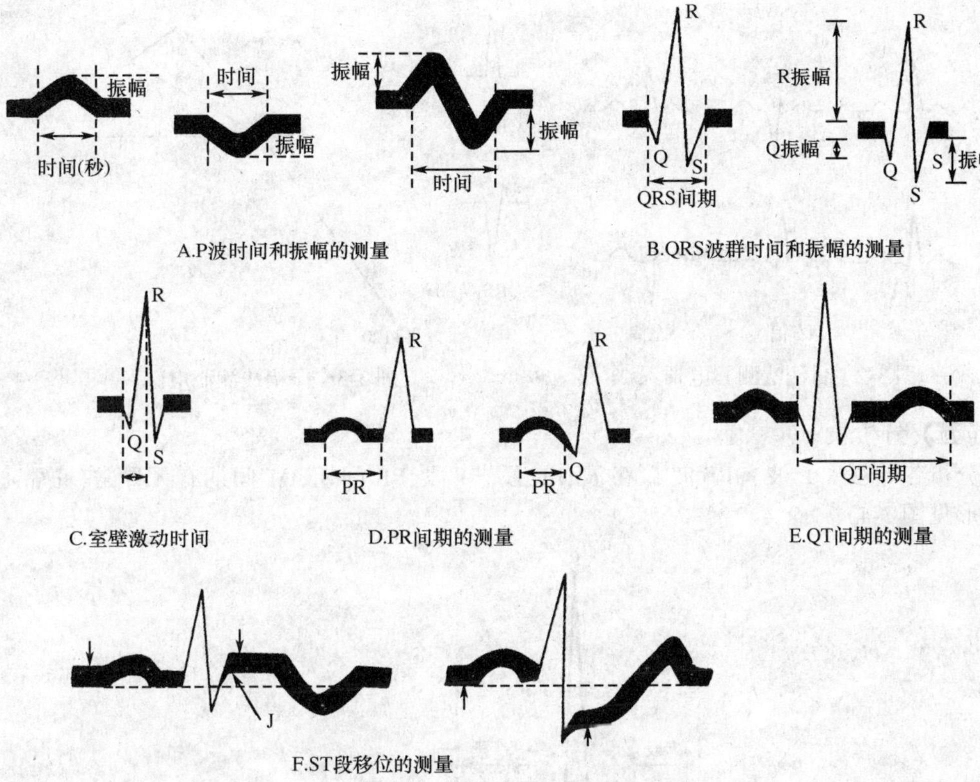

图 3-1 各波段电压及时间的测量示意图

（四）观察节律是否整齐、计算心率、判断心电轴有无偏移

1. 心率的测量

（1）心律规则：只需测量 1 个心动周期的 PP 或 RR 间期（秒），去除 60 秒，即得到每分钟心脏激动次数。每分钟心率＝60/RR 或 PP 间期。例如，RR 间期为 0.75 秒，则心率＝60/0.75＝80 次/分。

（2）心律不规则

1）测量连续 5 个 PP 或 RR 间期，取其平均值代入上述公式，即可得每分钟心率，适用于窦性心律不齐等。

2）数出 6 秒内（30 个大格）的 P 波或 R 波数，乘以 10，得出每分钟心房率或心室率，适用于心房颤动（此时数 f 波和 R 波数）等心律失常。

2. 心电轴的测量

（1）目测法：简单迅速，基本上可以满足临床需要。一般通过观察Ⅰ导联和Ⅲ导联 QRS 波群的主波方向，可以大致估计心电轴的偏移情况。①心电轴正常：Ⅰ导联和Ⅲ导联的主波都向上，心电轴在 0°～+90°，表示电轴不偏；②心电轴左偏：Ⅰ导联的主波向上，Ⅲ导联的主波向下；③心电轴右偏：Ⅰ导联的主波向下，Ⅲ导联的主波向上（图 3-2）。

（2）振幅法：先测出Ⅰ导联 QRS 波群的振幅，R 为正，Q 与 S 为负，算出 QRS 振幅的代数和，再以同样的方法算出Ⅲ导联 QRS 振幅的代数和。然后将Ⅰ导联 QRS 振幅数值画在Ⅰ导联轴上，做一垂线；将Ⅲ导联 QRS 振幅数值画在Ⅲ导联轴上，也做一垂线；两垂线相交于 *A* 点，将电偶中心 *O* 点与 *A* 点相连，*OA* 即为所求的心电轴。用量角器测量 *OA* 与Ⅰ导联轴正侧段夹角的角度，此角度表示心电轴的度数（图 3-3）。

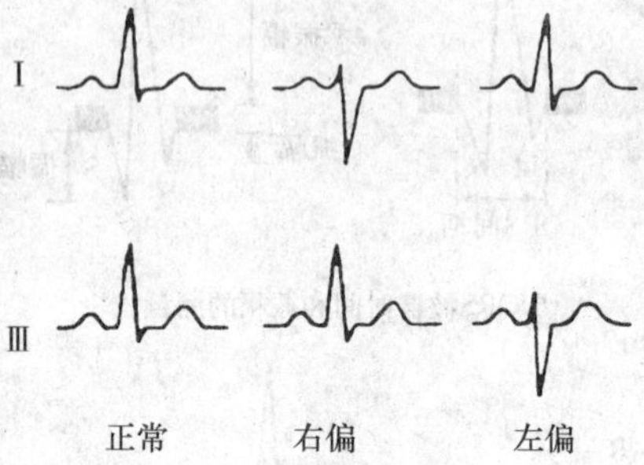

图 3-2　目测法测心电轴

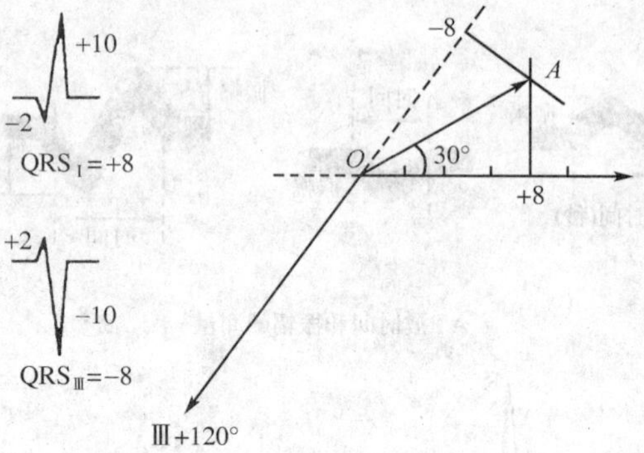

图 3-3　振幅法测心电轴

（五）分析

分析各导联中 P 波、QRS 波群、T 波、PR 段、ST 段、PR 间期、QT 间期有无异常（正常心电图波形见图 3-4）。

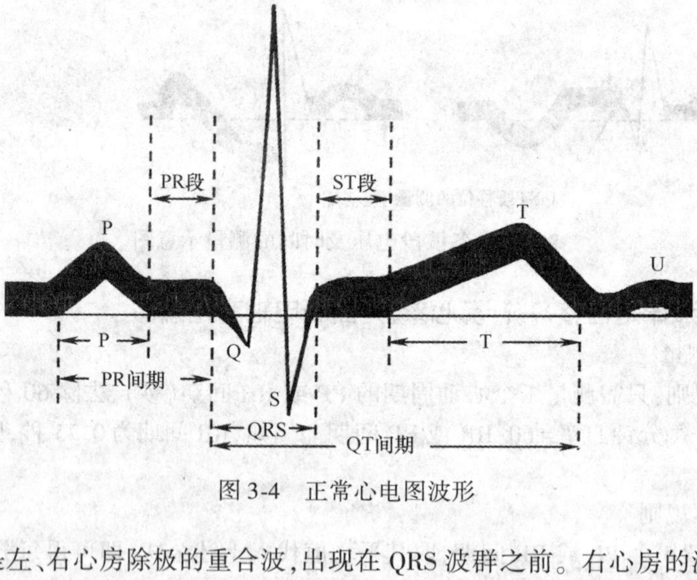

图 3-4　正常心电图波形

1. P 波　是左、右心房除极的重合波，出现在 QRS 波群之前。右心房的激动一般早于左心房 0. 01 ~0. 03 秒。

（1）形态：窦性 P 波在大部分导联上呈圆钝形，可有轻度的切迹，P 波方向在Ⅰ、Ⅱ、aVF、V_4 ~ V_6 导联向上，aVR 导联中向下，其他导联中可呈双向、倒置或低平。

（2）时间：一般小于 0. 12 秒。

（3）振幅：在肢体导联中，P 波振幅小于 0. 25mV；在胸导联中，P 波振幅小于 0. 20mV。V_1 导联 P 波为双向时，其负向波称为 V_1 导联 P 波终末电势（$PtfV_1$），正常人 $PtfV_1$ 大于−0. 04mm · s（负向波的波幅与时间的乘积）。

2. PR 间期 成年人心率在正常范围时,PR 间期的正常值为 0.12 ~ 0.20 秒。PR 间期与年龄、心率有直接关系,儿童及心率增快者相应缩短,在老年人及心率缓慢者相应延长,但不应超过 0.22 秒。

3. QRS 波群

(1) 时间:正常成人 QRS 时间小于 0.12 秒,一般为 0.06 ~ 0.10 秒。R 峰时间又称本位曲折时间或室壁激动时间(VAT),指的是从 QRS 波群开始至 R 顶峰垂线之间的距离(图 3-1D)。如有 R′波,则应测量至 R′峰;如 R 峰有切迹,应测量至切迹的第 2 峰。正常成人 R 峰时间在 V_1、V_2 导联不应超过 0.03 秒,在 V_5、V_6 导联不应超过 0.05 秒。

(2) 形态:正常 QRS 波群形态多呈峻峭陡急形,少数在波顶或基线底部可有轻度钝挫,偶有轻微的切迹。QRS 波群可呈多种形态。①肢体导联:一般Ⅰ、Ⅱ、aVF 导联的 QRS 波群主波向上,aVR 导联的 QRS 波群主波向下,呈 QS、rS、rSr′或 Qr 型,Ⅲ、aVL 导联变化较多,可呈 qR、Rs、R 或 rS 型;②胸导联:胸导联的形态变化较有规律,从 V_1 ~ V_6 导联 R 波逐渐增高,S 波逐渐变小。V_1、V_2 导联 R/S 小于 1,多呈 rS 型,不应有 q 波,可呈 QS 型;V_5、V_6 导联 R/S 大于 1,可呈 qR、qRs、Rs 或 R 型;V_3、V_4 导联 R/S 大致等于 1。

(3) 电压:在不同的导联中,QRS 波群的电压各不相同。一般情况下,正常 Q 波的幅度不应超过同导联 R 波的 1/4,其电压不应超过 0.3mV。R 波的振幅在Ⅰ、Ⅱ、Ⅲ导联中分别为 1.5mV、2.5mV、2.0mV 以内,在 aVR 导联中不应超过 0.5mV,在 aVL 导联中不应超过 1.2mV,在 aVF 导联中不应超过 2.0mV,在胸导联中 V_1 的 R 波振幅最小,一般不应大于 1.0mV,在 V_5 导联中 R 波振幅最高,但不应大于 2.5mV。正常 S 波在标准导联和左胸导联中,其深度不应超过 0.6mV,在右胸前导联中,S 波的深度平均为 1.2mV,最大不应超过 2.4mV;$R_{V1}+S_{V5}<1.2mV$;$R_{V5}+S_{V1}$ 男性小于 4.0mV,女性小于 3.5mV。

6 个肢体导联的 QRS 波群振幅(正向波和负向波的绝对值相加)一般应大于 0.5mV,6 个胸导联的 QRS 波群振幅(正向波和负向波的绝对值相加)一般应大于 0.8mV,否则称为低电压。

4. ST 段 正常情况下,ST 段多位于基线上,有时出现轻微的偏移,但在任一导联(aVR 导联除外),ST 段下移不应超过 0.05mV。ST 段上移,在 V_1、V_2 导联不超过 0.3mV,V_3 导联不超过 0.5mV,V_4 ~ V_6 导联和肢体导联不超过 0.1mV。ST 段正常的时限为 0.05 ~ 0.12 秒,过去认为,ST 段的时限变化在通常情况下无重要的临床意义,但近年来有人注意到 ST 段呈水平延长(>0.12 秒)与冠状动脉的早期缺血有关。

5. T 波

(1) 方向:T 波的方向在正常情况下一般与 QRS 波群的主波方向一致。T 波方向在Ⅰ、Ⅱ、V_4 ~ V_6 导联直立,在 aVR 导联倒置,在Ⅲ、aVL、aVF、V_1 ~ V_3 导联上可以直立、低直、低平、倒置或双向。如果 T 波在 V_1 直立,在 V_2 ~ V_6 导联则不应倒置。

(2) 振幅:在以 R 波为主的导联中,其振幅不应小于同导联 R 波的 1/10。在胸导联上有时可高达 1.2 ~ 1.5mV。

6. QT 间期 长短因心率、年龄及性别的不同而有所差异。一般情况下,心率越快,QT 间期越短,反之则越长;女性常较男性和儿童略长些。心率在 60 ~ 100 次/分者,QT 间期的正常范围在 0.32 ~ 0.44 秒。由于 QT 间期受心率的影响较大,因此常用校正的 QT 间期,一般采用 Bazett 公式计算:QT 校正值(QTc) = $QT/\sqrt{RR}$。QTc 就是 RR 间期为 1 秒(心率为 60 次/分)时的 QT 间期。QTc 不应超过 0.44 秒,超过该时限就属 QT 间期延长。

7. U 波 出现在 T 波后 0.02 ~ 0.04 秒,方向多数和 T 波一致。U 波正常的振幅不应高于同导联 T 波。在胸导联 V_2 ~ V_4 最明显,振幅可高达 0.2 ~ 0.3mV。U 波明显增高常见于低钾血症。

（六）得出结论

根据测算结果，系统重点地列出心电图特征，至少要考虑心脏在心律、传导、房室肥大和心肌等方面有无异常，结合临床资料，得出具体、明确的心电图诊断。

三、心电图临床应用范围

1. 分析与鉴别各种类型心律失常。

2. 查明各种原因所引起的心肌病变，尤其对于急性心肌梗死的定性、定位、定期的判断具有极为重要的临床价值，并对指导治疗、判断预后有重要意义。

3. 反映心房、心室肥大的情况，另外，也可协助诊断心包炎、心肌炎、心绞痛（发作时）、血钾过高或过低、洋地黄、奎尼丁等药物中毒等疾病。

4. 对急性或慢性肺源性心脏病和慢性冠状动脉供血不足等疾病有一定的辅助诊断价值。

目标检测

一、名词解释

1. 心电图 2. 导联 3. 心电轴

二、填空题

1. 正常心脏的激动起源于________，后沿结间束→________→________→左、右束支→________顺序传导，最后兴奋心室。
2. 临床上常用的心电图导联为________、________及________。
3. 胸导联 $V_1 \sim V_6$ 的电极常规放置部位分别为________、________、________、________、________和________。
4. 心电图纸上，纵向距离代表________，横向距离代表________。
5. R_{v1}、R_{v5}、$R_{v1}+S_{v5}$ 及 $R_{v5}+S_{v1}$ 的电压正常值分别为________、________、________和________。
6. 正常胸前导联 T 波的方向应________，其高度为________。

三、选择题

（一）A 型题

1. 心电图检查时，连接红色肢体导联线的电极应连接（　　）
   A. 右上肢　B. 右下肢
   C. 左下肢　D. 胸前
   E. 左上肢
2. 正常心电图，P 波一定倒置的导联是（　　）
   A. Ⅰ导联　B. aVL 导联
   C. Ⅱ导联　D. 胸导联
   E. aVR 导联
3. 常规心电图上平均 PP 间期为 15 小格，其心率为（　　）
   A. 60 次/分　B. 90 次/分
   C. 80 次/分　D. 70 次/分
   E. 100 次/分
4. 用目测法判断心电轴左偏的是（　　）
   A. Ⅰ导联和Ⅲ导联主波向上
   B. Ⅰ导联主波向下，Ⅲ导联主波向上
   C. Ⅰ导联主波向上，Ⅲ导联主波向下
   D. Ⅰ导联和Ⅲ导联主波向下
   E. 以上都不是
5. 有关心电图各波段的叙述，错误的是（　　）
   A. P 波为心房除极波
   B. PR 间期为心房除极时间
   C. QRS 波群为心室除极时间
   D. 心室复极晚期的心电图变化表现为 T 波
   E. QT 间期为心室除极和复极时间之和

（二）X 型题

6. 下列导联属于临床上常用的导联是（　　）
   A. Ⅱ　B. aVR
   C. V_5　D. V_7
   E. aVF
7. 有关心电图正常值哪项正确（　　）
   A. R_{v1} 1.0mV　B. PR 间期为 0.12～0.20 秒
   C. T>R 1/10　D. aVR R/S 比值>1
   E. V_5 R/S 比值>1

四、问答题

1. 安放肢体导联电极板时，是否可将接左、右下肢的电极都放在同一侧下肢？为什么？
2. 心电轴正常范围是多少？如何测量？
3. 正常窦性心律的心电图特征是什么？

4. 如何测量 ST 段移位？正常移位范围是多少？如果超过正常范围有何临床意义？
5. 心电图阅读分析与诊断步骤有哪些？
6. 心电图检查的临床应用价值有哪些？
7. 病例分析

患者，男，40 岁。2014 年 3 月 1 日参加单位集体体检，心电图检查记录如下图所示。

问题：

(1) 该评估对象心率是多少？

(2) 如何测量该评估对象Ⅱ导联 P 波、R 波、T 波及 PR 段的时间和电压？

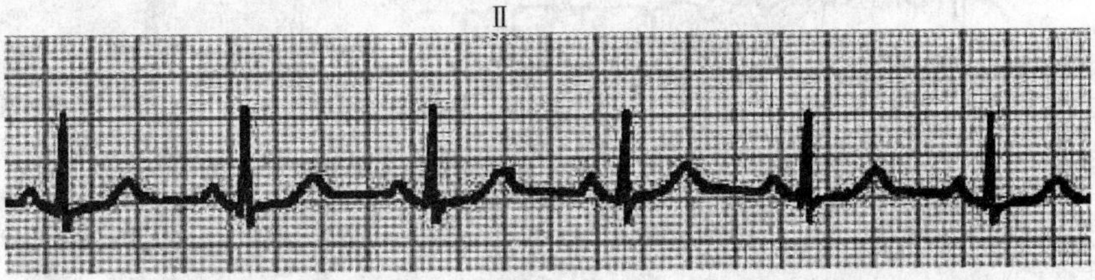

(刘文慧)

实训二 异常心电图检查

目的要求

1. 了解常见异常心电图的特点及临床意义。

2. 熟悉心房扩大、心室肥厚、心肌缺血、心肌梗死、期前收缩、阵发性室性心动过速、阵发性室上性心动过速、心房扑动、心房颤动、房室传导阻滞、束支传导阻滞的心电图改变。

实训方法

采用幻灯片、投影、图谱等形式提供典型病例，先由学生分析讨论，后由教师辅导讲解。以此，帮助学生理解记忆常见异常心电图的图形特点，同时训练和提高学生的分析与判断心电图的能力。

诊断心电图时紧密结合病史、临床表现及其他评估资料。

实训器材与对象

投影仪、常见异常心电图幻灯片、图谱、典型患者。

实训内容

一、房室肥大

(一) 心房肥大

1. 左心房肥大心电图特点(图 3-5) ①P 波增宽，其时限≥0.12 秒，P 波常呈双峰形，两峰间期≥0.04 秒，以Ⅰ、Ⅱ、aVL 导联明显，称“二尖瓣型 P 波”；②V_1 导联上 P 波呈先正向而后出现深宽的负向波。V_1 导联的负向 P 波的时间乘以负向 P 波的振幅，称为 P 波终末电势。左心房肥大时 P 波终末电势≥0.04mm · s。

2. 右心房肥大心电图特点(图 3-6) ①P 波尖而高耸，胸导联电压≥0.2mV，肢体导联电压≥0.25mV，以Ⅱ、Ⅲ、aVF 导联明显，多见于肺源性心脏病，称“肺型 P 波”；②V_1 导联上 P 波直立时，振幅≥0.15mV。

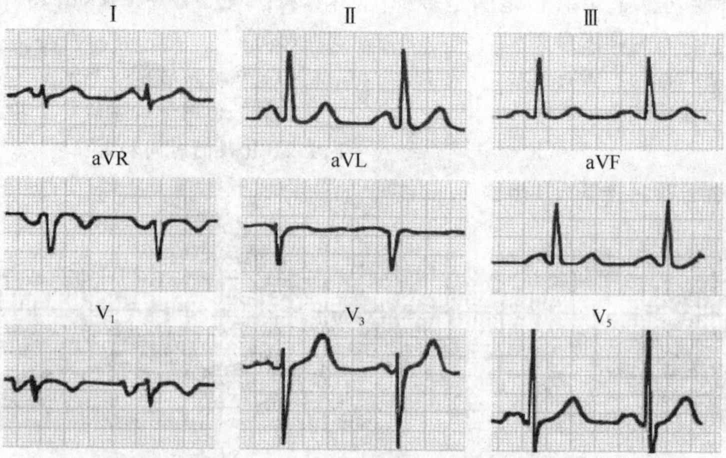

图 3-5　左心房肥大

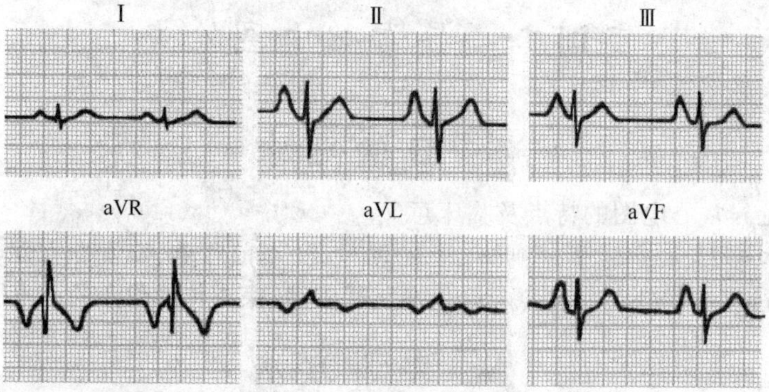

图 3-6　右心房肥大

（二）心室肥大

1. 左心室肥大心电图特点（图 3-7）　①QRS 波群电压增高或左心室高电压：肢体导联 $R_{avL}>1.2mV$，$R_{avF}>2.0mV$，$R_{Ⅰ}>1.5mV$，$R_{Ⅰ}+S_{Ⅲ}>2.5mV$；胸导联 $R_{V5}>2.5mV$，$R_{v5}+S_{v1}>3.5mV$（女性）或>4.0mV（男性）；②电轴左偏；③QRS 波群时间延长到 0.10～0.11 秒，但小于 0.12 秒；④V_5 或 V_6 导联 VAT（室壁激动时间）>0.05 秒；⑤ST-T 改变：表现为主波向上的导联（如 V_5、V_6、aVL、aVF）ST 段下降>0.05mV，T 波低平、双向或倒置；主波向下的导联 ST 段抬高，T 波直立。

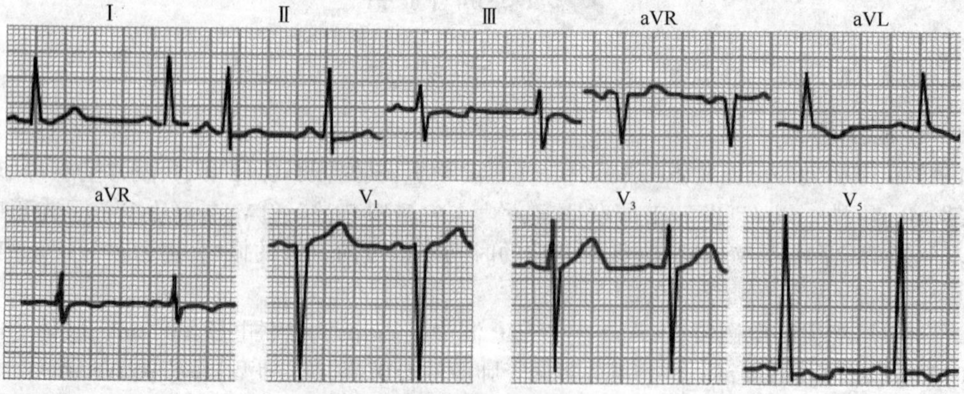

图 3-7　左心室肥大

2. 右心室肥大心电图特点（图 3-8）　①QRS 波群电压改变或右心室高电压：R_{avR}>0.5mV；R_{v1}>1.0mV；R_{v1}+S_{v5}>1.2mV；V_1 导联 R/S≥1；呈 R 型或 Rs 型；V_5 导联 R/S≤1 或 S 波比正常加深；重度右心室肥大 V_1 呈 qR 型；②心电轴右偏≥+90°，重症>+110°；③QRS 波群时限多正常，V_1 导联 VAT>0.03 秒；④ST-T 改变：V_1 ~ V_3 导联 ST 段压低，伴 T 波双向、倒置。当右心室高电压同时伴有 ST-T 改变者，称为右心室增大伴劳损。

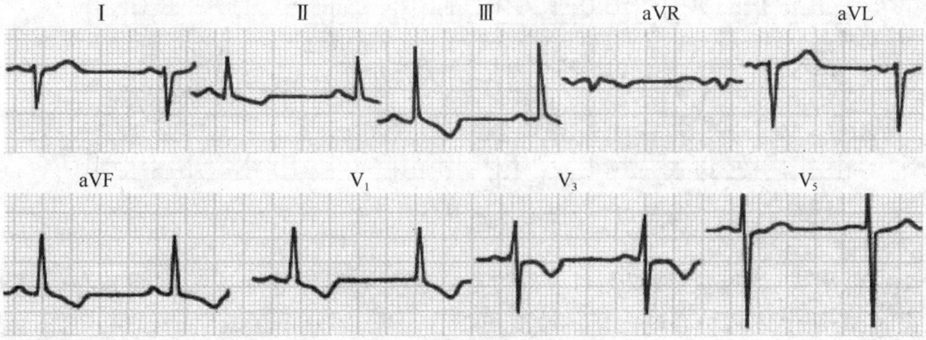

图 3-8　右心室肥大

二、心 肌 缺 血

（一）缺血型心电图改变

1. T 波高大直立　心内膜下心肌层缺血时，心内膜侧心肌复极时间较正常延迟，原来存在的与心外膜侧心肌复极向量方向相反的心内膜侧心肌复极向量减小或消失，致使 T 波向量幅度增大，此时面向缺血区的导联出现与 QRS 波群主波一致的高大直立 T 波。例如，前侧壁心内膜部分心肌缺血时，在心电图上 V_4、V_5、V_6 导联可出现高大直立的 T 波（图 3-9）。

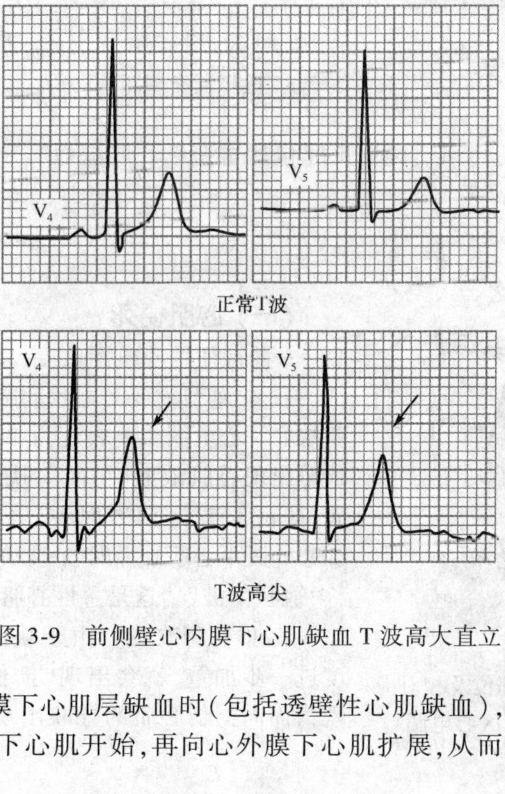

图 3-9　前侧壁心内膜下心肌缺血 T 波高大直立

2. T 波倒置　心外膜下心肌层缺血时（包括透壁性心肌缺血），引起心肌复极顺序的逆转，即心肌复极从心内膜下心肌开始，再向心外膜下心肌扩展，从而使复极方向与正常时相反,此时面向缺血区的导联出现 T 波倒置,甚至对称或倒置逐渐加深。例如,下壁心外膜下心肌缺血时,Ⅱ、Ⅲ、aVF 导联的 T 波倒置(图 3-10)。

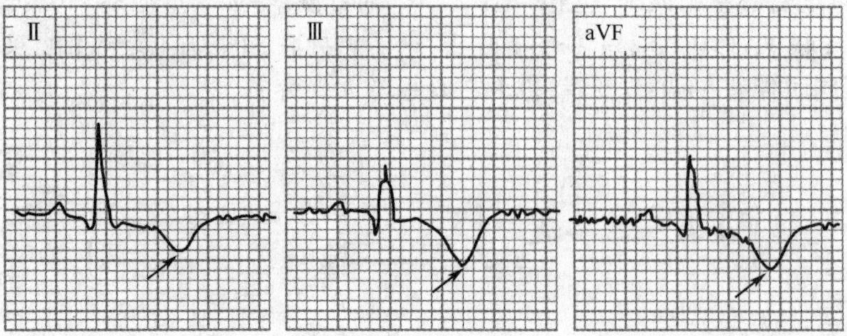

图 3-10　下壁心外膜下心肌缺血 T 波倒置

3. T 波低平或双向　心脏双侧对应部位心内膜下心肌均缺血或心内膜和心外膜下心肌同时缺血时,心肌上述两种心电向量的改变可综合出现,部分相互抵消,因此心电图即表现为 T 波低平或双向。

(二) 损伤型心电图改变

1. ST 段压低　心内膜下心肌损伤时,ST 向量指向心内膜,位于心外膜面的导联 ST 段压低,以水平型下移或下斜型下移(R 波顶点的垂线与 ST 段的交角>90°)意义较大(图 3-11)。

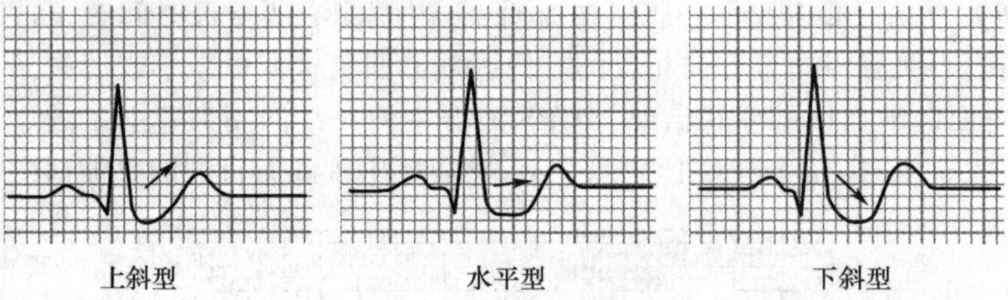

图 3-11　ST 段压低类型图

2. ST 段抬高　心外膜下心肌损伤时(包括透壁性心肌缺血),ST 向量指向心外膜,位于心外膜面的导联 ST 段抬高。

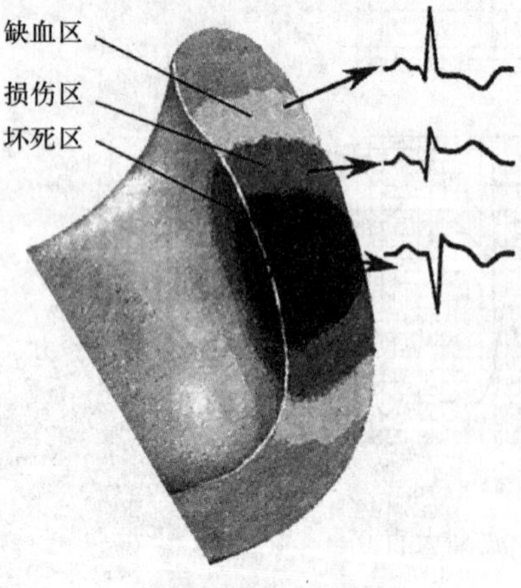

图 3-12　心肌梗死病变部位及相对应缺血区、损伤区和坏死区心电图

三、心 肌 梗 死

(一) 心肌梗死

3 种特征性心电图改变(图 3-12)。

1. 缺血型改变　冠状动脉急性闭塞后,立即产生心肌缺血。心电图主要表现为 T 波改变:①通常心内膜下最早出现心肌缺血时,面向缺血区的导联,T 波表现高耸,基底部较窄,双肢对称,电压增高,称“高尖 T 波”;②心外膜下心肌缺血时,T 波表现倒置、尖深、双肢对称、称“冠状 T 波”。这是急性心肌梗死最早期的表现。

2. 损伤型改变　由于缺血时间逐渐延长,缺血程度进一步加重,就会出现“损伤型”图形改变。主要表现为面向损伤心肌的导联出现 ST 段逐渐抬高,并与 T

波融合，形成弓背向上高于基线的单向曲线。此种改变于心肌供血改善后仍可恢复。

3. 坏死型改变　当心肌长时间严重缺血时，导致心肌坏死，心电图主要表现为面向坏死区的导联出现异常 Q 波，即 Q 波时限≥0.04 秒，振幅≥1/4R。坏死层穿透整个室壁，还可表现为异常 QS 波。

（二）下壁心肌梗死心电图特点

在Ⅱ、Ⅲ、aVF 导联出现梗死图形（图 3-13）。

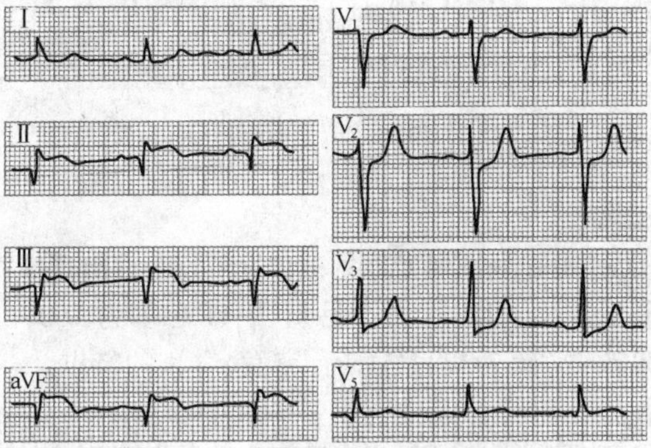

图 3-13　下壁心肌梗死心电图

四、心 律 失 常

（一）期前收缩

1. 室性期前收缩心电图特点（图 3-14）　①提前出现的 QRS 波群，其前无相关的 P 波；②QRS 波群宽大畸形，时限>0.12 秒；③QRS 波群后多为完全性代偿间歇，即期前收缩前后的两个窦性 P 波间期等于正常 PP 间期的 2 倍；④继发 STT 改变，以 R 波为主的导联 ST 段下降，T 波倒置；以 S 波为主的导联 ST 段抬高，T 波直立。

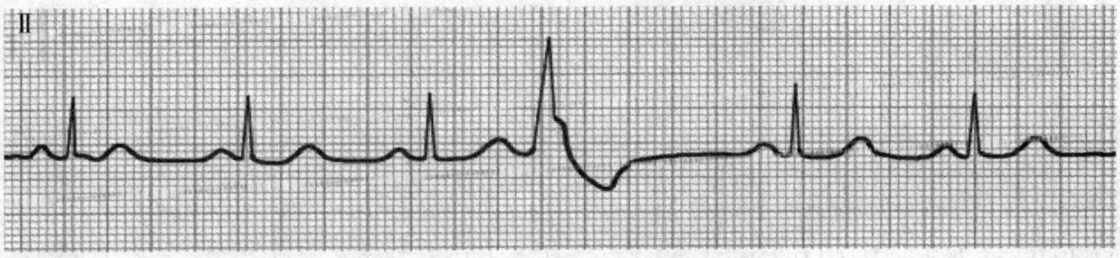

图 3-14　室性期前收缩

2. 房性期前收缩心电图特点（图 3-15）　①提前出现的 P′波，其形态与窦性 P 波不同；②P′R 间期>0.12 秒；③提前出现的 QRS 波群形态多正常；④代偿间歇多不完全。

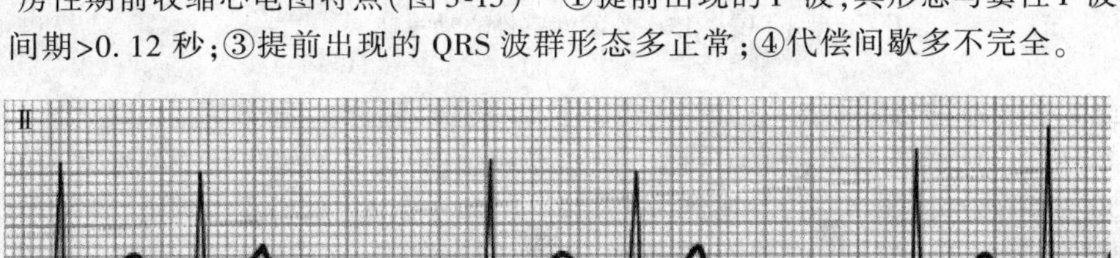

图 3-15　房性期前收缩

3. 交界性期前收缩心电图特点(图 3-16)　①提前出现的 QRS 波群,形态多正常,其前无窦性 P 波;②出现逆行 P′波,P′波在Ⅱ、Ⅲ、aVF 导联倒置,aVR 导联直立,逆行 P′波可出现在 QRS 波群之前(P′R 间期<0. 12 秒)、之后(RP′间期<0. 20 秒)或与 QRS 波群相重叠不易辨认;③代偿间歇多完全。

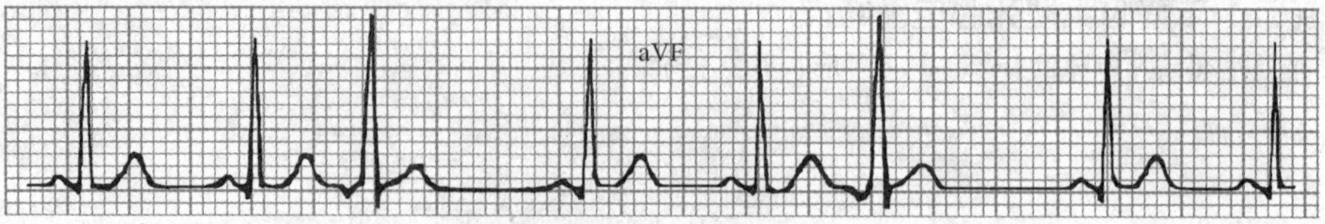

图 3-16　交界性期前收缩

(二) 异位性心动过速

1. 阵发性室上性心动过速心电图特点(图 3-17)　①连续出现 3 个或 3 个以上快速匀齐的 QRS 波群,形态及时限正常;②P′波往往不易辨认;③心率为 160 ~ 250 次/分,节律绝对规则;④常伴有继发性 ST-T 改变(图 3-17);⑤具有突发、突止的特点。

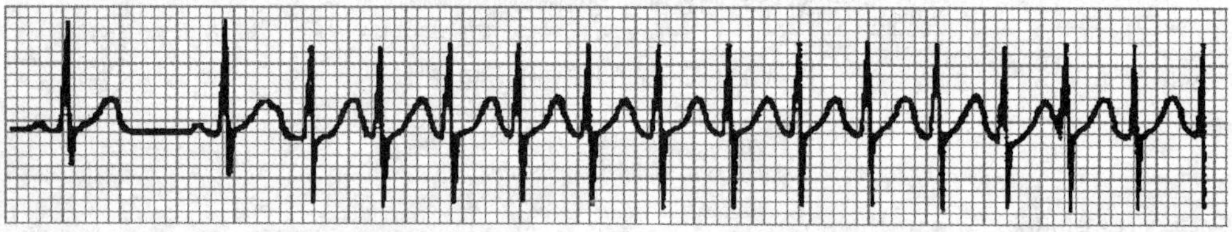

图 3-17　阵发性室上性心动过速

2. 阵发性室性心动过速心电图特点(图 3-18)　①连续出现 3 个或 3 个以上宽大、畸形的 QRS 波群,QRS 时限≥0. 12 秒;②心室率为 140 ~ 200 次/分,RR 间期略有不齐;③常无 P 波,如能发现 P 波,频率慢于 QRS 频率,且 PR 间期不固定,形成房室分离;④可见心房激动夺获心室(QRS 波群提前出现,形态似窦性心律)或形成室性融合波(QRS 波群形态介于窦性心律和室性异位心律之间)。

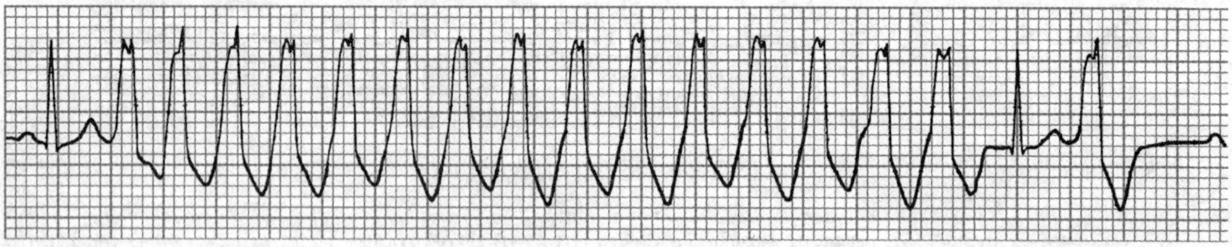

图 3-18　阵发性室性心动过速

(三) 心房扑动与颤动

1. 心房扑动心电图特点(图 3-19)　①P 波消失,代以匀齐的锯齿状或波浪状的 F 波,频率为 250 ~ 350 次/分;②房室传导比例为多为 2 : 1、3 : 1 或 4 : 1,心室率规则(若传导比例不固定,此时心室率可不规则);③QRS 波群形态和时限正常。

2. 心房颤动心电图特点(图 3-20)　①P 波消失,代之以大小不等、形状各异的 f 波,频率为 350 ~ 600 次/分;②RR 间期绝对不等,心室率>100 次/分称为快速心房颤动;心室率<60 次/分称慢速心房颤动;心室率>180 次/分提示心房颤动合并预激综合征;③QRS 波群形态和时限正常。

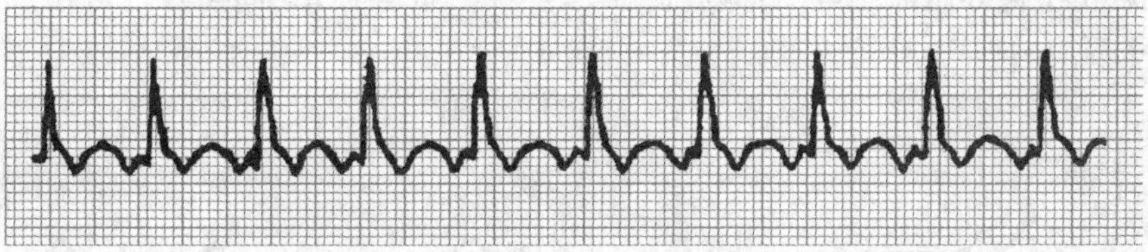

图 3-19　心房扑动

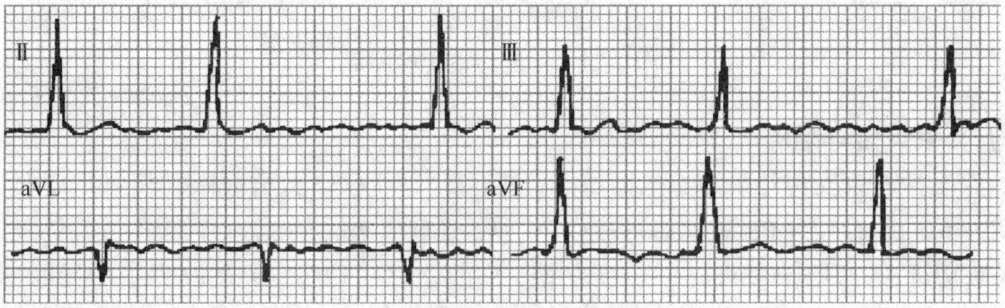

图 3-20　心房颤动

(四) 房室传导阻滞

1. 一度房室传导阻滞心电图特点(图 3-21)　①PR 间期延长>0. 20 秒;②每个 P 波后有一个相关的 QRS 波群,无 QRS 波群脱落现象。

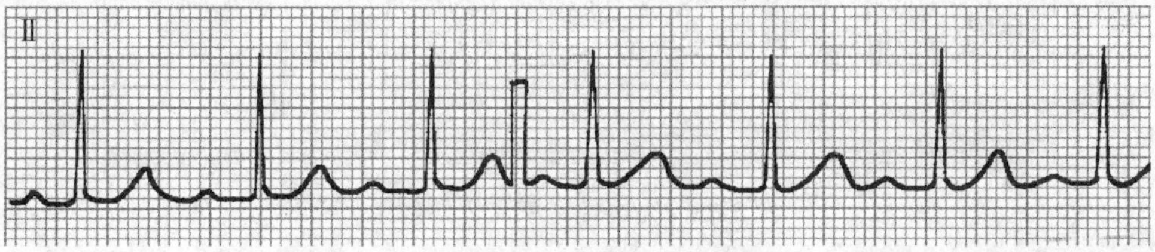

图 3-21　一度房室传导阻滞

2. 二度Ⅰ型房室传导阻滞(文氏Ⅰ型)心电图特点(图 3-22)　P 波规律出现,PR 间期逐渐延长,直至 P 波后脱漏一个 QRS 波群,脱漏后的第一个 PR 间期最短,之后 PR 间期又逐渐延长,如此周而复始,称为文氏现象。

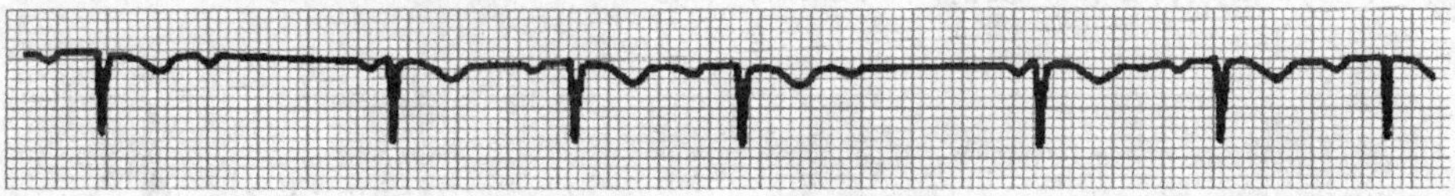

图 3-22　二度Ⅰ型房室传导阻滞

3. 二度Ⅱ型房室传导阻滞(文氏Ⅱ型)心电图特点(图 3-23)　PR 间期固定,QRS 波群呈比例脱落,如呈 2∶1 或 3∶2 脱落,RR 间期匀齐。

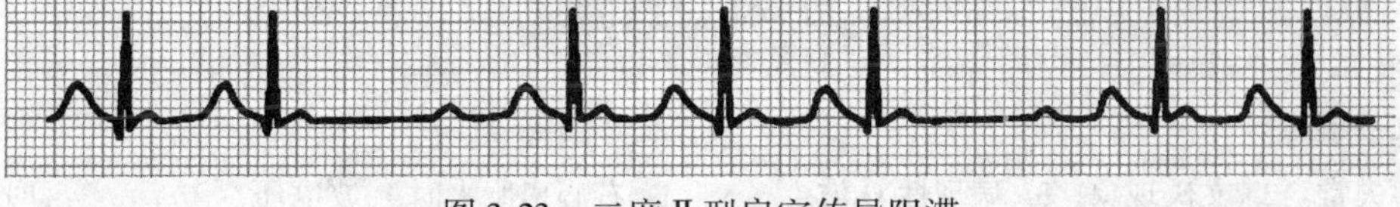

图 3-23　二度Ⅱ型房室传导阻滞

4. 三度房室传导阻滞心电图特点(图 3-24)　PP 间期与 RR 间期各自匀齐,P 波与 QRS 波群毫无关系,心房率大于心室率。

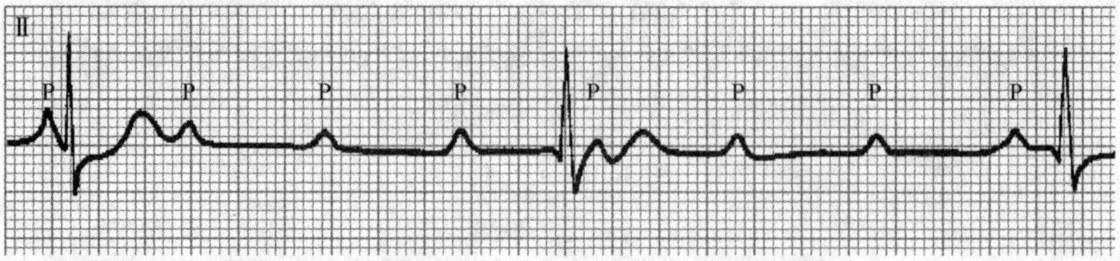

图 3-24　三度房室传导阻滞

(五) 束支传导阻滞

1. 完全性左束支传导阻滞心电图特点(图 3-25)　①QRS 波群时限延长≥0. 12 秒,V_5、V_6 导联 VAT≥0. 06 秒;②QRS 波群形态改变,V_1、V_2 导联呈 QS 或 rS 波,Ⅰ、aVL、V_5、V_6 导联 R 波宽钝或有切迹;③心电轴可有不同程度左偏;④继发 ST-T 改变,以 R 波为主的导联 ST 段下移,T 波倒置或双向;以 S 波为主的 V_1、V_2 导联 ST 段上斜抬高,T 波直立。若图形符合上述特征,但 QRS 波群时间<0. 12 秒,称为不完全性左束支传导阻滞。

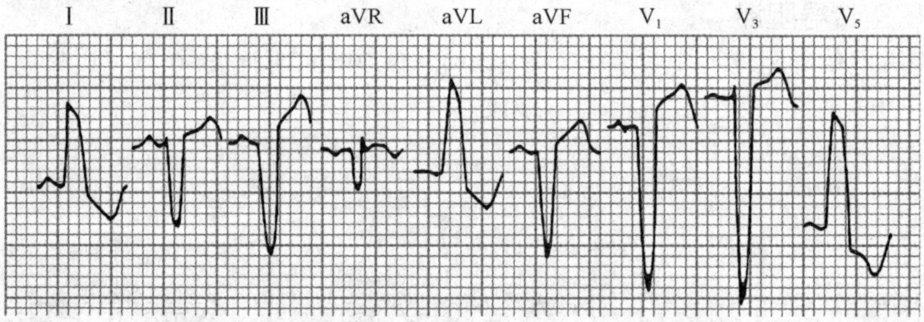

图 3-25　完全性左束支传导阻滞

2. 完全性右束支传导阻滞心电图特点(图 3-26)　①QRS 波群时限延长≥0. 12 秒;②V_1 或 V_2 导联 QRS 波群呈 rsR′型或呈宽大并有切迹的 R 波,V_1 导联 R 峰时间>0. 05 秒,此为最具特征性的改变;Ⅰ、V_5、V_6 导联 S 波增宽而有切迹,时限≥0. 04 秒;③ V_1、V_2 导联 ST 段轻度压低,T 波倒置;Ⅰ、V_5、V_6 导联 T 波直立。不完全性右束支传导阻滞 QRS 波群形态与完全性右束支传导阻滞相似,但 QRS 波群时限<0. 12 秒。

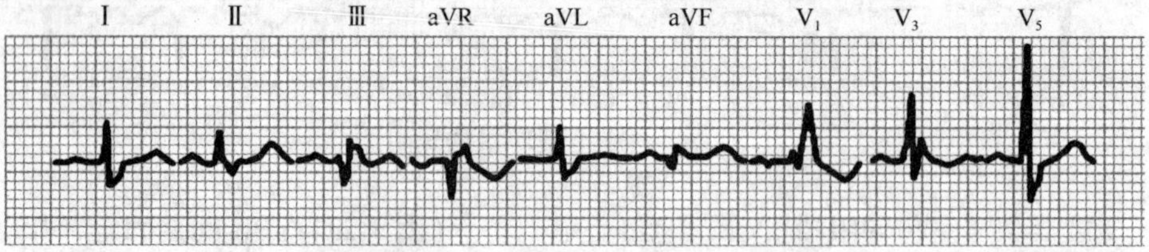

图 3-26　完全性右束支传导阻滞

目标检测

一、名词解释

1. 心律失常　2. 文氏现象　3. 病理性 Q 波

二、填空题

1. 右心房肥大时 P 波电压__________,时间____

______,亦称为________;左心房肥大时P波电压________,时间________,亦称为________。

2. 冠状动脉血流阻断后,随着时间的推移,在心电图上可先后出现________、________和________三种类型的图形改变。
3. 期前收缩根据异位起搏点不同,分为________、________和________三类。
4. ________和________是室性快速异位心律最严重的状态。

三、选择题

(一) A 型题

1. 关于房性期前收缩的心电图特征,不正确的是(　　)
   A. 有提早出现的P′波
   B. PR间期>0.12秒
   C. P′波与窦性P波形态常不同
   D. 代偿间歇不完全
   E. 多数P′波后的QRS波群宽大畸形
2. 关于室性期前收缩心电图表现,错误的是(　　)
   A. 有提前出现的宽大畸形的QRS波群
   B. T波方向与QRS波群主波方向相反
   C. QRS波群前出现倒置P波
   D. 代偿间歇完全
   E. 可出现室性融合波
3. 不符合阵发性室性心动过速心电图特点的是(　　)
   A. 连续3次以上的室性期前收缩
   B. 心室率超过100次/分
   C. P波与QRS波群常有关
   D. 可见室性融合波
   E. QRS波群宽大畸形
4. 某患者的心电图,P波与QRS波群均有规律出现,P波与QRS波群不相关,P波频率>QRS波群频率。其诊断考虑为(　　)
   A. 交界性心律
   B. 二度Ⅰ型(文氏Ⅰ型)房室传导阻滞
   C. 二度Ⅱ型(文氏Ⅱ型)房室传导阻滞
   D. 阵发性室上性心动过速
   E. 二度房室传导阻滞
5. 左心室肥大时,心电图上最重要的诊断指标是(　　)
   A. 额面心电轴-15°
   B. 左心室高电压
   C. ST-T段继发性改变
   D. QRS波群时限延长
   E. 右心室高电压

(二) X 型题

6. 阵发性室上性心动过速的心电图特征为(　　)
   A. QRS波群时限及形态正常
   B. P′波往往不易辨认
   C. 节律绝对规则
   D. 节律绝对不整
   E. 伴有继发性ST-T改变
7. 心房扑动的心电图特征为(　　)
   A. P波消失,代之以F波
   B. P渡消失,代之以f波
   C. 心房率250~350次/分
   D. QRS波群形态和时限正常
   E. 心室律绝对不规则

四、简答题

1. 心房肥大时心电图会发生什么变化?
2. 心肌缺血T波和ST段改变的心电图特征是什么?
3. 简述心房颤动心电图的主要特点。
4. 房室传导阻滞分类及其心电图特点是什么?
5. 临床上,患者出现哪些期前收缩,其各提示随后可能会发生严重心律失常?
6. 案例分析

患者,男,69岁。2年来劳累时感到胸骨后压榨性疼痛,常在休息或含硝酸甘油5分钟内缓解。今晨突然胸骨后持续疼痛,休息、含硝酸甘油均无效。疼痛持续3小时,伴有烦躁、出汗,家属用平车将其送入急诊室。体格检查:面色苍白,出汗多,血压90/60mmHg,心率100次/分,偶有期前收缩,心电图检查如下页图所示。吸烟史30年。

问题:

(1) 该患者心电图有何特征?

(2) 患者患有何种疾病,依据是什么?

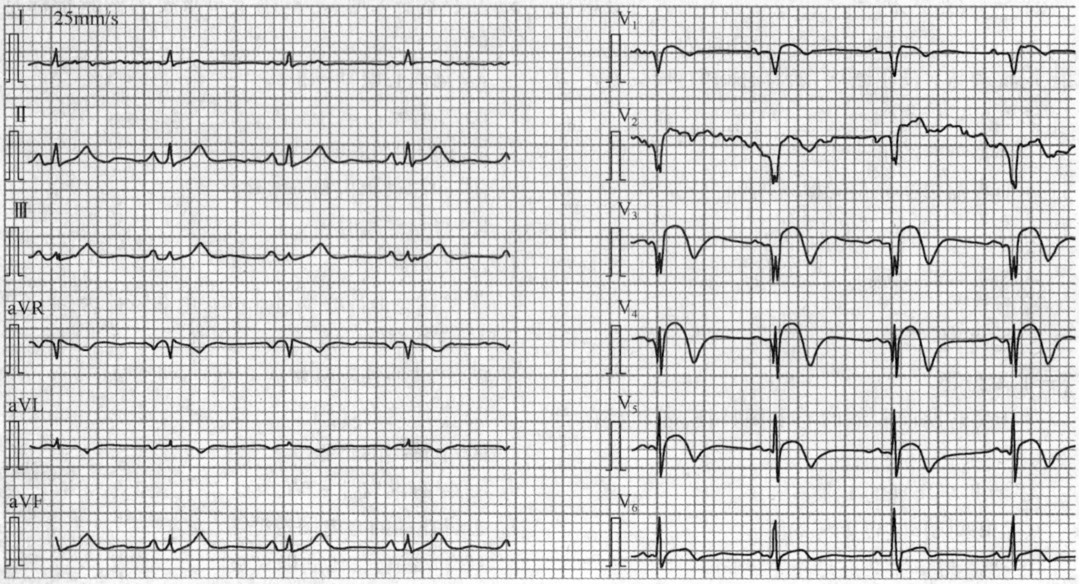

（刘文慧）

第四章　影像学检查实训

实训一　X 线 检 查

目的要求

1. 了解 X 线检查的基本原理及诊断原则。
2. 熟悉 X 线的产生、特性及检查方法、体位及注意事项。
3. 掌握各种放射学检查前的各项准备工作，正确指导患者达到检查目的。
4. 了解各系统组织器官基本病变的 X 线表现。
5. 熟悉肺部几种基本 X 线病变的特征。

实训方法

1. 观看有关 X 线检查的教学视频资料。
2. 在放射科观看 X 线检查的各种方法，并听带教老师讲解 X 线检查的准备要求。
3. 在阅片灯下指导学生初步学习阅读 X 线片。

实训器材

各种典型疾病的 X 线片、阅片灯、X 线检查的教学视频资料。

实训内容

一、X 线 设 备

随着医学科学技术的发展，各种 X 线检查设备日臻完善，特别是数字化 X 线成像设备的问世，使得传统 X 线设备发生很大改变。在放射科见习时，首先要初步了解相关的 X 线设备。

（一）传统 X 线成像设备

传统 X 线成像设备包括通用型 X 线机、胃肠 X 线机、心血管造影 X 线机、床旁 X 线机、乳腺 X 线机和口腔科 X 线机等。应用传统 X 线设备进行摄片时，以胶片作为载体，对透过人体的 X 线信息进行采集、显示和储存。

（二）数字化 X 线成像设备

数字化 X 线成像设备依技术原理不同，分为计算机 X 线成像（CR）和数字 X 线成像（DR）设备。CR 成像设备可与传统 X 线成像设备组合，但 DR 设备则不能与原有 X 线设备兼容。应用 CR 或 DR 设备进行摄片时，均需将透过人体的 X 线信息进行像素化和数字化，再经过计算机进行各种处理，最后转化为模拟 X 线图像。

数字减影血管造影（DSA）设备也属于数字化成像设备，是计算机技术与传统血管造影设备相结合的产物。它是一种特殊专用于心血管造影和介入治疗的数字化设备。

二、X 线检查前的护理配合

为取得较好的 X 线检查效果和质量，护理人员和患者需密切配合，做好充分检查前准备。

不同的X线检查具有不同的检查前要求。在实训过程中,学生通过带教老师的讲解和反复与相关患者的沟通,熟悉各种检查前的准备要求。

1. 透视检查前的准备　透视检查前应向评估对象说明透视的目的和需要配合的姿势,并尽量除去透视部位的厚层衣物及影响X线穿透的物品,如发夹、金属饰物、膏药、敷料等,以免干扰检查结果。

2. 摄片检查前的准备　摄片检查前应向评估对象解释摄片的目的、方法和注意事项,如充分暴露投照部位、胸部摄片时需屏气等,使评估对象在摄片时充分配合。除急腹症外,腹部摄片前应先清洁洗肠,以免气体或粪便影响摄片质量。创伤患者摄片时,应尽量少搬动。危重患者摄片须有临床医护人员监护等。

3. 造影检查前的准备　造影捡查前应向患者及家属说明检查的目的和方法,以争取良好的合作。极度衰弱或有严重心肾功能疾病和过敏体质者应禁止检查。

(1) 碘剂造影前的准备:首先应查询患者有无造影的禁忌证,如碘过敏、严重心肾疾病等,并向患者解释造影的过程以求得合作。

碘过敏试验:将用30%碘剂1.0ml缓慢静脉注射,观察15~20分钟有无不良反应。轻者表现为周身灼热感、恶心、呕吐、荨麻疹等;重者表现为心血管、中枢神经系统及呼吸功能障碍,如休克、惊厥、喉头水肿、呼吸因难、周围循环衰竭,甚至心跳骤停。如无上述反应,才能做造影检查。

(2) 支气管碘油造影检查前的准备:检查前3日开始每日做体位引流并服祛痰药,尽量将痰排出;检查前1日做碘和普鲁卡因过敏试验;检查前禁食;检查前1小时给地西泮(安定)5mg,检查前半小时皮下注射阿托品0.5mg。

(3) 心血管造影检查前的准备:检查前检测血常规和出凝血时间;检查前1日分别做碘、普鲁卡因和青霉素过敏试验,并对穿刺部位备皮;检查前禁食4小时,检查前半小时肌内注射苯巴比妥0.1g;检查前连接心电图监护仪,准备好其他抢救设备和药品。

(4) 胃肠钡餐检查前的准备:检查前3日禁服影响胃肠功能的药物和含铁、锑、镁、钙等重金属药物,少食含气、多渣食物;检查前禁食10小时以上;有幽门梗阻者检查前应先抽出胃内滞留物;近期上消化道出血者暂缓检查,怀疑有胃肠道穿孔、肠梗阻者应禁止检查。

(5) 钡剂灌肠检查前的准备:检查前1日进半流质、少渣饮食,下午及晚间饮水1000ml左右;气钡双重造影者检查前晚服缓泻剂(番泻叶)导泻;检查当日晨起禁食,检查前2小时清洁灌肠;怀疑有肠穿孔、肠梗阻者禁止检查。

(6) 静脉肾盂造影(IVP)检查前的准备:检查前3日禁服含重金属药物;检查前1日做碘过敏试验,摄无渣、产气少食物;检查前1日晚服用缓泻剂(番泻叶)导泻;检查前6小时禁水,排空膀胱后造影。

(7) 脑血管造影检查前的准备:检查前检测出凝血时间;检查前1日做碘和普鲁卡因过敏试验;检查前禁食4~6小时;检查前半小时肌内注射苯巴比妥0.1g、皮下注射阿托品0.5mg。

三、X线检查的防护

X线具有生物效应,达到一定剂量的照射会导致放射性损伤。若接触的X线量过多,超过容许的曝射量,就可能产生放射反应,甚至产生一定程度的放射损害。但是,如X线曝射量在容许范围内,则少有影响。因此,X线检查时应强调和重视防护。通过在放射科进行实地考察学习,学生要了解各种防护手段的具体措施。其主要的防护措施主要包括以下几点。

1. 屏蔽防护　用原子序数较高的物质,常用铅或含铅的物质,作为屏蔽以吸收不必要的X线。常用的屏蔽材料包括铅、铝、铁、钨、石蜡、混凝土、有机玻璃等。其屏蔽方式包括固定式屏蔽和移动式屏蔽，固定式屏蔽包括防护墙、防护门、观察窗等设施；移动式屏蔽则包括铅围裙、眼镜、防护屏、包装容器等设备。

2. 距离防护 通过增加X线源与人体间距以减少辐射量。人体吸收的剂量率与距离的平方成反比，距离越远，辐射量越小。

3. 时间防护 人体吸收的积累剂量与收照射时间成正比。所以，在检查前应充分准备，减少受照射时间。同时应严格掌握适应证，避免不必要的检查，尤其是孕妇和儿童。

四、X 片 阅 读

1. 基本方法 当X线透过人体时，由于人体组织结构具有密度和厚度的差别，密度高、厚度大的组织结构吸收X线量多，而密度低、厚度薄的部分吸收X线量就少，故到达荧屏或胶片上的X线量就有了差异，形成黑白对比不同的影像。利用这一黑白对比的差异，从而使患者器官或病变得以展现。当拿到一张X线片时，首先应查看一下该X线片检查的日期(年、月、日)、检查者的姓名、性别、年龄、检查部位的左右等标志；然后按照一定步骤毫无遗漏、全面完整地进行阅片。在全面仔细阅片的同时，也应强调重点研究，注意排除影像学诊断的伪影，如运动、异物、划伤、污渍等。

2. 肺部几种基本X线病变的特征

(1) 渗出与实变：X线上渗出表现为密度不太高的较均匀的云絮状阴影，边缘模糊，与正常肺无清楚界限，多为急性炎症表现。肺泡内气体被病理的液体或组织所代替为实变，X线表现为片状致密影。

(2) 增殖：肺的慢性炎症在肺组织内形成肉芽组织，病变与周围正常肺组织边界清楚。X线表现为病灶一般不大，多限于腺泡范围内，呈结节状、密度较高、边缘较清楚，无明显融合趋势。增殖性病变常见于肺结核、各种慢性肺炎及肉芽肿性肺炎。

(3) 纤维化：表现为局限性索条状影，密度高，走行僵直。局限性纤维化见于肺炎、肺脓肿和肺结核等。弥漫性纤维化多见于弥漫性间质肺炎、特发性肺间质纤维化、放射性肺炎及结缔组织病等。

(4) 钙化：为高密度阴影，边缘锐利，斑点状、块状或球形，呈局限或弥散分布，是病变愈合的一种表现，常见于肺结核痊愈阶段。

(5) 结节与肿块：直径≤3cm称结节，>3cm称肿块。肺肿瘤以形成肿块为特点。X线上良性肿瘤多有包膜，边缘光滑，生长缓慢；恶性肿瘤多无包膜，呈浸润性生长，边缘不规则呈肺叶状，生长快，易发生坏死。

(6) 空洞与空腔：空洞为肺内病变组织发生坏死后经引流支气管排出后而形成的。空洞壁可由坏死组织、肉芽组织、纤维组织或肿瘤组织形成，多见于结核、肺脓肿和肺癌。根据洞壁的厚度不同，它可分为厚壁空洞(壁厚≥3mm)和薄壁空洞(壁厚<3mm)。空腔是肺内生理腔隙的病理性扩大。肺大疱、含气肺囊肿及肺气囊等都属于空腔。X线上薄壁空洞，呈圆形、椭圆形或不规则环形。空洞内壁光滑，多无液平，周围可有斑点状病灶，多见于结核。厚壁空洞洞壁厚度多在5mm以上，空洞周围有高密度实变区，内壁光滑或凹凸不平，多见于肺脓肿、肺结核及周围型肺癌。

(7) 肺间质病变：是发生在肺间质的弥漫性病变。X线表现为索条状、网状、蜂窝状及广泛小结节状影，有时网状与小结节状影同时存在。

目标检测

一、名词解释

1. 屏蔽防护 2. 龛影

二、填空题

1. X线检查时应强调和重视防护，其主要措施包括________、________、________等。

2. 数字化X线成像设备依技术原理不同分为________和________设备。

三、选择题

（一）A型题

1. X线碘油造影检查前要进行的准备不包括（　　）
   A. 造影前做碘过敏试验
   B. 危重患者要安排随行监护人员
   C. 了解有无过敏史
   D. 备皮
   E. 认真的解释工作

2. 疑为乳腺肿瘤，应选用下列哪项检查（　　）
   A. 软X线摄影　　B. CT
   C. 造影检查　　D. DSA
   E. DR

3. X线检查中，常用的屏蔽材料不包括下列哪项（　　）
   A. 铅　　B. 铝
   C. 铁　　D. 钨
   E. 钠

（二）X型题

4. 最普通的两种X线检查方法是（　　）
   A. 透视　　B. 摄片
   C. CR　　D. DR
   E. CT

5. 阅读X线片时应排除的伪影包括（　　）
   A. 异物　　B. 划伤
   C. 污渍　　D. 龛影
   E. 充盈缺损

四、问答题

1. 目前常见的数字化X线成像设备包括哪些？

2. 胃肠钡餐检查前应做好哪些准备？

3. 病例分析

患者，男性，35岁，工人，发热、咳嗽5日。患者5日前洗澡受凉后，出现寒战，体温高达40℃，伴咳嗽、咳痰，痰量不多，为白色黏痰。无胸痛，无痰中带血，无咽痛及关节痛。门诊给双黄连及退热止咳药后，体温仍高，在38～40℃波动。体格检查：T 38.5℃，P 100次/分，R 20次/分，BP 120/80mmHg，无皮疹，浅表淋巴结不大，咽无充血，扁桃体不大，呼吸平稳，左上肺叩浊音，语颤增强，可闻及湿啰音，心界不大，心率100次/分，律齐，无杂音，腹软，肝脾未及。Hb 130g/L，WBC 11.7×10^9/L，分叶核79%，嗜酸粒细胞1%，淋巴细胞20%，血小板210×10^9/L，余（-）。

问题：

（1）患者如需进行胸部摄片，请说出检查前的准备有哪些？

（2）如患者初步诊断为大叶性肺炎，其胸片X线表现有哪些？

（孙永超）

实训二　超声检查

目的要求

1. 了解B超检查的基本原理及诊断原则。
2. 熟悉B超的产生、特性及检查方法、体位及注意事项。
3. 了解各系统组织器官基本病变的B超表现。

实训方法

1. 观看有关超声检查的教学视频资料。

2. 教师讲解 B 超检查前的准备事项,示教 B 超检查过程,讲解 B 超报告单。

3. 每 2 名同学分为 1 组,分别扮演受检者与检查者,相互讲解各种 B 超检查前的准备事项。

4. 实验结束前教师进行教学评价及总结,指出学生在实训中的优缺点及存在的问题。

实训器材

B 超诊断仪、超声耦合剂、卫生纸、超声检查教学视频资料。

实训内容

一、超声设备

超声设备主要由换能器(常称为探头)、主机、信息处理系统、显示和记录系统组成。探头兼有超声波发生和回声接收功能;主机和信息处理系统负责设备运转,包括超声波的发射、接收、信息采集和处理。显示和记录系统用于实时显示图像和资料保存。目前,临床上常用的超声诊断仪主要有两种类型:常规 B 超诊断仪和彩色多普勒超声诊断仪。

二、B 超检查方法

B 超显示的是动态二维图像,故又称之为二维超声。在显示屏幕上,纵向表示回波目标所在深度,横向表示回波目标在扫描平面内的横向位置,光点亮度表示回波信号的强度。此种图像与人体的解剖结构极其相似,故能直观地显示脏器的大小、形态及内部结构。此项检查适用范围广,对肝、胆囊、脾、胰、肾、肾上腺、膀胱、前列腺、子宫、卵巢、腹水、胸腔积液等疾病的诊断及胎儿检查有很高的诊断价值。

(一) 检查前评估对象准备

检查前应向评估对象说明超声检查的目的、方法和注意事项。

1. 腹部检查　肝、胆囊、胆道、胰腺检查需前 1 日晚进清淡饮食,避免豆制品、牛奶、胃肠钡剂造影及胆道造影。胆道检查前禁食 12 小时,胆囊检查前禁食脂肪餐 24 ~ 48 小时,胃、胰检查前禁食 8 ~ 12 小时,当日早晨起床排便后进行检查。对便秘或肠胀气者,前 1 日晚服缓泻剂。肾、输尿管检查无需准备。

2. 盆腔检查　检查早期妊娠、子宫、附件、膀胱、前列腺等应检查前 1 ~ 2 小时饮水 400 ~ 500ml,饮水后不要排尿,务必使膀胱充盈。

3. 心血管、浅表组织器官检查　心脏、颈部血管、胸腔积液、甲状腺等检查,无需特殊准备。经食管超声心动图检查需在检查前禁饮食 8 小时以上,检查后 2 小时禁饮食。

4. 体位的选择　仰卧位(最常用)、侧卧位、俯卧位、坐位、半坐位。

5. 其他　婴幼儿对检查不配合,可用水合氯醛灌肠,待其安静后再检查。

(二) 设备的调节

1. 使用频率的要求　胸腹部:3.0 ~ 3.5MHz 或 2.0 ~ 5.0MHz;浅表器官:5.0 ~ 7.5MHz 或 5.0 ~ 13.0MHz;颅脑:2.0 ~ 2.5MHz。

2. 扫描方式及探头选择　心脏:相控阵探头、扇扫;腹部:凸阵探头、弧形扫描;浅表器官:线阵探头、矩形扫描。

3. 灵敏度调节　总增益与时间增益补偿调节,使不同深度的图像清晰、不失真,图像完整均匀。

(三) 基本手法

首先,将耦合剂均匀涂抹在被检查部位,以排除探头与皮肤之间空气,减少反射折射。然后使用顺序连续平行断面法、编织法、定点侧动探头扫查法或十字交叉扫查法等手法探查以求获得完整图像,增强立体概念,不遗漏病变,尽量避免超声盲区。超声观察的基本内容包括被检查器官的定位、大小、外形、边缘轮廓、被膜、内部回声、后壁后方回声、毗邻关系、位置及活动度等。

三、各系统组织器官基本病变的B超表现

见《健康评估》教材相关章节。

目标检测

一、名词解释

1. 超声波　2. 多普勒效应

二、填空题

1. 超声波的物理特性有______、______、______、______和______。

2. 人体组织器官的声像学类型可分为______、______、______和______。

三、选择题

(一) A型题

1. 腹部实质性器官最简便易行的检查方法是(　　)
   A. X线摄影　B. B型超声检查
   C. CT扫描　D. 放射性核素扫描
   E. MRI
2. 超声检查在下列疾病中最有价值的是(　　)
   A. 肺泡癌　B. 支气管肺癌
   C. 肝癌　D. 胃癌
   E. 食管癌
3. B超的正常声像图中,在盆腔内呈现无回声液性暗区的是(　　)
   A. 子宫　B. 卵巢
   C. 输卵管　D. 膀胱壁
   E. 膀胱内充盈尿液

(二) X型题

4. 超声波的临床应用价值有(　　)
   A. 检查实质性脏器的大小
   B. 脏器占位性病变
   C. 检测心脏的结构和形态
   D. 检查浆膜腔积液
   E. 结石的位置和大小
5. 超声检查是一种非创伤性检查,其优点是(　　)
   A. 操作简便　B. 无损伤
   C. 无痛苦　D. 能重复检查
   E. 能及时得出结论

四、问答题

1. B超检查对哪些疾病的诊断有较高价值?
2. 超声检查时为什么需要使用耦合剂?
3. 病例分析

患者,男性,55岁。乏力,腹胀半年,加重1周。患者半年前开始乏力,腹胀,自服"酵母片"无效,未系统诊治。自入院前1周开始症状加重,伴腹痛及发热,遂于门诊就诊。发病以来,食欲差,尿色深。尿量少,大便正常,体重增加2kg。10年前体检时发现HBsAg阳性。无长期服药史,无特殊嗜好。体格检查:T 38.0℃,P 96次/分,R 20次/分,BP 120/60mmHg。神志清,查体合作。慢性病容,巩膜轻度黄染,颈部可见2个蜘蛛痣。双肺呼吸音清,叩诊心界不大,心率96次/分,心律齐,各瓣膜区未闻及杂音。腹部膨隆,有压痛及反跳痛,肝无肿大,脾肋下3cm可及,移动性浊音(+),肠鸣音4次/分,双下肢水肿。

问题:

(1) 患者做腹部B超前应做哪些准备?

(2) 该患者初步诊断为肝硬化,其肝B超图像可能的表现有哪些?

(孙永超)

第五章　常用实验室检查实验

实验一　血液一般检查

目的要求

1. 熟悉血液检查的目的。
2. 掌握各种血标本采集的要求和方法。
3. 了解各种血液检查结果的临床意义。
4. 熟悉血常规检查并能做简单的分析。
5. 熟悉贫血的有关概念。

实验方法

1. 观看有关血液一般检查的教学视频资料。

2. 教师示教红细胞计数、血红蛋白测定与白细胞计数等检查，学生认真观察教师的检查程序和方法。

3. 学生6～10人一组，做红细胞计数、血红蛋白测定与白细胞计数等检查，写出实验记录，并分析实验结果。

4. 实验结束前教师进行教学评价及总结，指出学生在实验中的优缺点及存在的问题。

实验器材

75%乙醇、棉球、采血针、血红蛋白吸管、刻度吸管、试管、血细胞计数板、显微镜等。

实验内容

一、血红蛋白测定(HicN法)

(一) 试剂及器械

氰化高铁转化液、血红蛋白吸管、中号试管、血红蛋白仪。

(二) 方法

1. 于中号试管中加入5ml氰化高铁转化液。

2. 用75%乙醇棉球消毒患者耳垂或指端，待干，针刺皮肤深2～3mm，拭去第一滴血，用血红蛋白吸管吸血至$20mm^3$刻度处(最好一次吸血到刻度以免凝血于管中)，吸血时管尖勿触及皮肤，以免不易吸取血液，亦不可离开血滴，避免空气吸入。再用干棉球将管端余血擦去。

3. 将吸管插入中号试管的底部，缓缓地将血液吹出，摇匀，使血与氰化高铁转化液充分混合成褐色。

4. 室温下静置5分钟，使血红蛋白充分转化为氰化高铁血红蛋白。

5. 用蒸馏水调零血红蛋白仪，然后将反应完全的氰化高铁血红蛋白液加入血红蛋白仪中读出结果。

(三) 测定不正常的常见原因

1. 采血部位皮肤有水肿或溃烂。

2. 针刺皮肤太浅,用挤压的方法采取血液,造成组织液混入。

3. 氰化高铁血红蛋白反应时间不充分。

4. 血红蛋白吸管和血红蛋白仪未经校正。

(四) 临床意义

1. 参考值　成年男性为 120 ~ 160g/L,成年女性为 110 ~ 150g/L。

2. 血红蛋白减少　常见,主要为贫血,也常见于血浆容量增多时。

3. 血红蛋白增高　少见,常见于严重脱水、原发性或继发性红细胞增多症等。

二、红细胞计数

(一) 试剂及器械

红细胞稀释液、血红蛋白吸管、小试管(康氏试管)、特制盖玻片(厚度均匀一致)、血细胞计数板、显微镜(须附有高倍镜)。

血细胞计数板是一块长方形特制的厚玻璃板,上刻划有计数室 2 个,全室分 9 个大方格,大方格的的面积为 $1mm^2$,其深度为 0. 1mm,因此容积为 $0.1mm^3$(即 0. 1ml)。

(二) 方法

1. 采血方法与血红蛋白测定一样取小试管一支,准确加入红细胞稀释液 2ml。

2. 取红细胞稀释液 2ml 加于小试管内,用血红蛋白吸管吸血 $10mm^3$,轻轻吹入稀释液中,立即振荡,充分混匀。

3. 用软绸擦净血细胞计数板和盖玻片,将盖玻片平放在计数板上,计数板平放在显微镜台上。

4. 重新摇匀红细胞混悬液,然后倾斜试管,用玻璃棒沾取该液一滴,使之接触盖玻片边缘和计数板空隙处,悬液即借毛细血管作用自然引入,充满计数室。如充液过多,溢出液则将流入两侧深槽内,并将盖玻片浮起,增加其深度,如充液过少,则易发生气泡,遇上述情况,均应重新操作。

5. 静置 3 分钟,待红细胞沉下,先放于低倍镜下观察红细胞分布是否均匀,然后将计数台中央 25 个中格移置于视野中央再换高倍镜计数,红细胞计数的区域是中心大方格中的 5 个中方格(正中 1 个、四角各 1 个)。计数时处于格子双线上的细胞,只计数上、左,不计数下、右,以免重复。

6. 将 5 个中方格计数所得的红细胞总和乘以 10 000,即为每立方毫米血液内红细胞的数量。

(三) 注意事项和计数不正确的常见原因

1. 注意事项

(1) 降低显微镜接物镜时应特别注意,勿将盖玻片压坏。

(2) 若各个方格内计得的红细胞数相差超过 20 个表明分布不均匀,应重做。

2. 计数不准确的常见原因

(1) 采血不符合要求,如局部水肿、刺血过浅、过度挤压等。

(2) 稀释液量不准,特别在夏天,稀释液放置过久,部分水分蒸发。

(3) 操作太慢,血液凝固。

(4) 血红蛋白吸管内壁沾有白细胞稀释液,使红细胞破坏。

(5) 悬液混匀不充分。

(6) 计数室充满后移动盖玻片。

(7) 计数时将压在中方格四边的红细胞都计算在内或都未计算。

(四) 临床意义

1. 参考值　成年男性为(4.0～5.5) $\times 10^{12}$/L(400 万～550 万/mm^3),成年女性为(3.5～5.0)$\times 10^{12}$/L(350 万～500 万/mm^3)。

2. 减少或增多的临床意义　基本同血红蛋白测定。

三、白细胞计数

(一) 试剂及器械

白细胞稀释液(蒸馏水 99ml、冰醋酸 1ml、甲紫 1～2 滴)、血红蛋白吸管、小试管、特制盖玻片、血细胞计数板、显微镜。

(二) 方法

1. 取白细胞稀释液 0.38ml 加入小试管内。

2. 用血红蛋白吸管采血至 20mm^3 刻度处,把血液轻轻吹入稀释液中,充分摇匀。

3. 同红细胞计数法,将混匀的白细胞悬液充入计数室内,静置 3 分钟,然后低倍镜缩小光圈,计数四角大方格内白细胞数。

4. 将 4 个大格中数得的白细胞总和乘以 50,即为每立方毫米血液内白细胞的数量。

(三) 注意事项和计数不准确的常见原因

1. 若各个大方格内计得的白细胞数相差超过 10 个,表示悬液中白细胞分布不均匀,结果不可靠。

2. 其他注意事项及计数不准确的常见原因与红细胞计数类似。

(四) 临床意义

1. 参考值　成年人为(4～10)$\times 10^9$/L(400 万～10 000 万/mm^3)。

2. 白细胞总数的变化主要受中性粒细胞数量的影响。

3. 急性感染、组织坏死、急性失血和中毒、白血病等原因使白细胞增多;病毒感染、伤寒、脾功能亢进、再生障碍性贫血及某些药物(如氯霉素)等可使白细胞减少。

四、白细胞分类计数

(一) 试剂及器械

显微镜及镜油、瑞特(Wright)染液、磷酸缓冲液、干净无油的载玻片、边缘光滑干净的推玻片、玻璃腊笔等。

(二) 方法

1. 自耳垂或手指取血一小滴(如菜籽大小)滴于载玻片一端(3/4)。

2. 把推玻片的末端中央放在血滴上,使血液在两片之间成直线均匀向两边扩散。

3. 使推片与载玻片之间成 30°～40°夹角向前推进,血液形成血膜,制成血涂片后,放在空气中待其自然干燥。

4. 置玻璃腊笔在涂片两端各划一条竖线,以防染液外溢。

5. 于血涂片上加瑞特染液 3～4 滴,直至血膜被盖满为止。

6. 静置 0.5～1 分钟后立即滴加等量缓冲液,均匀混合。

7. 静置 10～15 分钟后,再用蒸馏水缓慢冲洗,冲洗前切勿将染液倾倒。

8. 血涂片直立,于空气中自然干燥后镜检,先用高倍镜观察血涂片厚薄、染色、白细胞分布是否适当,同时选出红细胞分布均匀的地方做油镜检查。

9. 将干燥、已染色的涂片滴上镜油一滴,置于油镜下计数白细胞 100 ~ 500 个,按各种白细胞百分率报告。

(三) 注意事项

1. 血涂片的厚薄与下列因素有关:血滴大则厚,小则薄;推片与载玻片之间的角度大则厚,小则薄;推抹涂片的速度快则厚、慢则薄。

2. 推片时用力要平衡,否则血膜出现厚薄不匀现象。良好的血涂片应分布均匀(无锯齿形或梯形),位于玻片中央,玻片两侧及上下边缘留空隙,血涂片一端较薄,适于细胞形态观察;另一端较厚,适用于寻找寄生虫和白细胞减少时的分类计数。所谓厚薄适宜,指血涂片放在白纸上呈淡红色,镜下红细胞均匀排列,无重叠现象。

3. 染色时应防止染色液干而出现沉淀物,冲洗时不能先倾倒染液应缓缓加水,使沉渣浮起溢去。染色时间的长短与温度有关。

4. 如见到异常或未成熟白细胞,应另外按某种类别分别加入白细胞分类计数百分率中;若见到有核红细胞,也要同时记下,但不列入白细胞分类计数的百分率内,可按计数 100 个白细胞时有多少个有核红细胞报告。同时还应注意红细胞有无大小、形态、染色的异常,血小板的多少和形态有无异常,以及血涂片中有无寄生虫等。

(四) 临床意义

1. 参考值　成年人中性分叶核粒细胞 50% ~ 70%,中性杆状核粒细胞 0 ~ 5%,嗜酸粒细胞 0.5% ~ 5%,嗜碱粒细胞 0 ~ 1%,淋巴细胞 20% ~ 40%,单核细胞 3% ~ 8%。

2. 各种白细胞增多和减少的临床意义　请参阅《健康评估》。

五、网织红细胞计数

(一) 试剂及器械

1% 煌焦油蓝生理盐水溶液、其他用物(同白细胞分类计数)。

(二) 方法

1. 载玻片一端滴 1% 煌焦油蓝生理盐水溶液一滴。

2. 取血一滴,滴于煌焦油蓝溶液旁,用推片的一端将血与染液混匀,5 分钟后用推片沾少许血液,在另外的洁净载玻片上推成薄而均匀的血膜。

3. 片干后用瑞特染液复染(也可不复染)。

4. 用油镜计数 100 个红细胞内共有网织红细胞的数目。

5. 一般以网织红细胞在红细胞中所占的百分率报告(将计数所得之数除以 10)。但严重贫血可报告网织红细胞的绝对值(网织红细胞的百分率×每立方毫米内的红细胞数)。

(三) 注意事项

1. 视野太大,其中红细胞太多,以致视觉混乱无法计数时,可在接目镜内装一个中间开一个方形小孔的纸片,将视野缩小以便计数。

2. 血液和染液的混合时间须足够长。

3. 异物或染料沉渣与红细胞不在同一平面上,且有折光现象。

(四) 临床意义

1. 参考值　成人为 0.5% ~ 1.5% 或 $(24 \sim 84) \times 10^9/L$ (2.4 万 ~ 8.4 万/mm^3)。

2. 网织红细胞的数目反映了骨髓造血功能状态　急性溶血或失血时,网织红细胞明显增多;缺铁性贫血和巨幼细胞贫血时,应用相关抗贫血药物治疗后迅速增多;再生障碍性贫血时，绝对值低于 15×10^9/L(1.5 万/mm^3)。

目标检测

一、名词解释

1. 贫血　2. 核左移　3. 网织红细胞反应

二、填空题

1. 成年人周围血中白细胞计数为________，分类计数中占比值最大的是________。
2. 正常人周围血中________细胞数量最多。
3. 血常规包括________、________、________和________。
4. 成年男性红细胞的正常参考值为________，血小板的正常参考值为________。
5. 成年男性血红蛋白的正常参考值为________，成年女性血红蛋白的正常参考值为________。
6. 正常人外周血五种形态的白细胞分别是________、________、________、________和________。
7. 白细胞总数和中性粒细胞病理性增多见于________、________、________、________和________。
8. 化脓性细菌感染时白细胞总数________，伤寒杆菌感染时白细胞总数________，病毒感染时白细胞有________。

三、选择题

(一) A 型题

1. 中性粒细胞增多不见于(　　)
   A. 急性感染　B. 大出血
   C. 病毒感染　D. 白血病
   E. 应激性溃疡
2. 成年女性 RBC 正常值为(　　)
   A. $(6\sim7)\times10^{12}$/L
   B. $(5.0\sim5.5)\times10^{12}$/L
   C. $(4.0\sim5.5)\times10^{12}$/L
   D. $(3.5\sim5.0)\times10^{12}$/L
   E. 以上都不是
3. 嗜酸粒细胞增多见于(　　)
   A. 伤寒　B. 副伤寒
   C. 化脓性细菌感染　D. 支气管哮喘
   E. 长期应用糖皮质激素
4. 血小板计数增多见于(　　)
   A. 再生障碍性贫血　B. 系统性红斑狼疮
   C. 弥散性血管内凝血　D. 脾切除
   E. 白血病
5. 网织红细胞减少见于(　　)
   A. 溶血性贫血　B. 急性出血
   C. 急性中毒　D. 脾切除
   E. 再生障碍性贫血
6. 患者，杨某，男性，28 岁。发热 3 日入院。血液检查：红细胞计数 4.5×10^{12}/L、血红蛋白 140g/L、白细胞计数 13×10^9/L，其中中性粒细胞 80%，淋巴细胞 20%，血小板计数为 120×10^9/L，提示(　　)
   A. 贫血　B. 急性细菌感染
   C. 急性病毒感染　D. 出血性疾病
   E. 恶性肿瘤早期
7. 引起白细胞总数增多最明显的疾病是(　　)
   A. 病毒性感染　B. 化脓性感染
   C. 急性脑出血　D. 急性心肌梗死
   E. 胆石症
8. 可引起网织红细胞减少的疾病是(　　)
   A. 再生障碍性贫血
   B. 溶血性贫血
   C. 失血性贫血
   D. 缺铁性贫血铁剂治疗后
   E. 巨幼细胞贫血补充叶酸后
9. 血红蛋白及红细胞绝对值增高最常见于(　　)
   A. 严重肺心病　B. 异常血红蛋白病
   C. 尿崩症　D. 真性红细胞增多症
   E. 大面积烧伤后
10. 下列疾病中性粒细胞常减少的是(　　)
    A. 脾功能亢进　B. 急性出血
    C. 急性溶血　D. 肺吸虫病
    E. 白血病
11. 淋巴细胞数相对增多见于(　　)
    A. 长期使用糖皮质激素
    B. 再生障碍性贫血
    C. 淋巴瘤
    D. 风疹
    E. 化脓性细菌感染
12. 毛细血管采血常用的部位是(　　)
    A. 手背　B. 足背
    C. 肘部　D. 耳垂
    E. 头皮

13. 重度贫血的血红蛋白含量为(　　)
A. <110g/L　　B. <90g/L
C. <60g/L　　D. <30g/L
E. <10g/L

(二) X 型题

14. 按贫血病因机制下列(　　)项组合是正确的
A. 红细胞破坏过多——慢性感染性贫血
B. 红细胞生成减少——再生障碍性贫血
C. 红细胞生成减少——缺铁性贫血
D. 造血原料缺乏——巨幼细胞贫血
E. 慢性失血——缺铁性贫血

15. 下述血常规检查结果中不正常的是(　　)
A. 血红蛋白 90g/L
B. 红细胞计数 2.1×10^{12}/L
C. 白细胞计数 6×10^{9}/L
D. 中性粒细胞 30%
E. 嗜酸粒细胞 8%

四、问答题

1. 简述红细胞计数的参考值及临床意义。
2. 简述中性粒细胞的参考值及临床意义。
3. 简述网织红细胞的参考值及临床意义。
4. 病例分析

患者,男,28 岁,持续高热 3 日,伴大汗、头晕、恶心、呕吐,四肢关节、骨骼疼痛,胸骨疼痛为甚。昨晚发现多处青紫斑。护理体检:T 39.8℃,P 116 次/分,意识清楚,精神差,面色苍白,全身多处瘀点、瘀斑,触诊颈部、腋下、腹股沟等处淋巴结轻度肿大,光滑、不粘连、无压痛,肝、脾轻度肿大。入院后初步诊断为急性白血病。

问题:

(1) 患者存在哪些主要护理问题?

(2) 血液检查可能会有哪些发现?

(刘　永)

实验二　尿液常规检查

目的要求

1. 掌握尿液常规检查的目的。
2. 掌握尿液标本采集的方法与要求。
3. 熟悉尿液常规检查的正常值。
4. 熟悉尿液常规检查的临床意义并能做简单的分析。

实训方法

1. 学生 5~10 人/组。
2. 收集尿液标本。
3. 尿液分析仪预热后,教师示教自动化仪器操作流程,讲解操作注意事项,然后指导学生分析与评价检验结果。
4. 显微镜观察尿液标本。

实训器材

尿液、尿液分析仪、显微镜、载玻片、试管和滴管等。

实训内容

一、尿液性状检查

(一) 尿量

1. 参考值　成年人为 1000~2000ml/24h。

2. 临床意义

（1）尿量增多：24 小时尿量大于 2500ml 为多尿，见于饮水过多、应用利尿剂、输液过多、糖尿病、尿崩症、慢性肾炎及急性肾衰竭多尿期等。

（2）尿量减少：尿量低于 400ml/24h 称为少尿；低于 100ml/24h 称为无尿，见于休克、心力衰竭、严重脱水、慢性肾衰竭、结石、尿路狭窄、肿瘤压迫等。

（二）外观

1. 参考值　正常尿液为淡黄色或枯黄色透明液体，但颜色的深浅可受食物成分、药物或尿量等的影响。

2. 临床意义

（1）无色：见于尿量增多，如尿崩症、糖尿病、饮水、输液量过多。

（2）淡红色：肉眼看到血样或呈洗肉水样尿，称为"肉眼血尿"，见于急性肾小球肾炎、肾结核、结石、泌尿系统感染或肿瘤、出血性疾病等。

（3）酱油色：为血红蛋白尿或肌红蛋白尿，见于急性溶血性贫血、溶血性输血反应等。

（4）深黄色：尿色深黄，尿液泡沫也呈黄色，为胆红素尿，尿中含有大量的结合胆红素，见于阻塞性黄疸或肝细胞性黄疸。

（5）乳白色：为乳糜尿，尿中混有淋巴液而成乳白色，主要见于丝虫病。

（三）气味

1. 参考值　正常尿液内因含有挥发性酸及酯类物质而呈特殊的芳香气味，久置后因尿素分解可出现氨臭味。

2. 临床意义

（1）生理性变化：进食葱、蒜等含有特殊气味的食品过多时，尿液中可出现相应的特殊气味。

（2）病理性变化：刚排出的尿液即有氨味，可能为慢性膀胱炎或尿潴留；尿液有烂苹果味可见于糖尿病酮症酸中毒；蒜臭味见于有机磷农药中毒。

（四）酸碱反应

1. 参考值　尿的 pH 约为 6.5。

2. 临床意义

（1）生埋性变化：①尿液受饮食的影响，进食蔬菜、水果多时呈中性或弱碱性，进食蛋白质高的食物时呈弱酸性。②尿液受药物的影响，碳酸氢钠、碳酸镁等可使尿液呈碱性，氯化钙、氯化钾等可使尿液呈酸性。

（2）病理性变化：①尿 pH 降低，见于酸中毒、高热、糖尿病、痛风、服用氯化铵或维生素 C 等。②尿 pH 增高，见于碱中毒、膀胱炎、尿潴留、肾小管性酸中毒及使用噻嗪类利尿剂等。

（五）比重

1. 参考值　成年人尿比重在 1.015～1.025，晨尿最高，一般大于 1.020。

2. 临床意义

（1）尿比重增高：①尿量少而比重高，见于血容量不足的肾前性少尿、急性肾小球肾炎、脱水。②尿量多而比重高，见于糖尿病。

（2）尿比重降低：见于慢性肾衰竭、慢性肾小球肾炎、大量饮水、尿崩症等。

二、化学检查

（一）尿蛋白检查

1. 参考值　尿蛋白定性试验阴性；定量试验 0～80mg/24h 尿。

2. 临床意义 尿蛋白定性试验阳性或定量试验大于150mg/24h尿时，称蛋白尿。

(1) 生理性蛋白尿：见于剧烈运动、发热、受寒或精神紧张时，无器质性病变。

(2) 病理性蛋白尿：见于急性肾小球肾炎、肾病综合征，以及糖尿病、系统性红斑狼疮、高血压等继发性肾小球病变。

(二) 尿糖检查

1. 参考值 尿糖定性试验阴性，定量为0.56～5.0mmol/24h尿。

2. 临床意义 尿糖定性试验阳性，称糖尿，糖尿病最为常见。

三、显微镜检查

1. 参考值 红细胞：玻片法0～3个/HP；白细胞：玻片法0～5个/HP；透明管型：0～1个/HP；生理性结晶：磷酸盐、草酸钙、尿酸等结晶。

2. 临床意义

(1) 红细胞：每高倍视野中红细胞数超过3个，尿外观正常者，称为镜下血尿，见于急性或慢性肾小球肾炎、肾结石、肾结核、肿瘤、急性膀胱炎等。

(2) 白细胞和脓细胞：每高倍视野中白细胞超过5个，称为镜下脓尿，主要见于泌尿系统感染，如急性肾盂肾炎、膀胱炎、尿道炎等。

(3) 管型：红细胞管型提示肾小球疾病，如急性肾小球肾炎等；白细胞管型提示肾实质有细菌感染性疾病，如肾盂肾炎等；蜡样管型出现提示有严重肾小管变性坏死，预后不良，见于肾衰竭等。

(4) 结晶：磷酸盐、尿酸及草酸钙结晶一般无临床意义；胆固醇结晶见于尿路感染及乳糜尿患者；磺胺结晶见于服用磺胺类药物患者；胆红素结晶见于梗阻性黄疸和肝细胞性黄疸；胱氨酸结晶见于遗传性胱氨酸尿症患者。

目标检测

一、名词解释

1. 蛋白尿 2. 管型

二、填空题

1. 成年人24小时尿量大于________ml为多尿，尿量低于________ml/24h为少尿，低于________ml/24h为无尿。

2. 血红蛋白尿常见于________，乳糜尿主要见于________，胆红素尿见于________、________等病变。

3. 尿液有烂苹果味可见于________，蒜臭味见于________。

三、选择题

(一) A型题

1. 血红蛋白尿见于( )

A. 珠蛋白生成障碍性贫血

B. 肾结核

C. 蚕豆病

D. 血友病

E. 膀胱炎

2. 新排出的尿液混浊，放置后有白色云絮状沉淀，加热或加酸后沉淀不消失，应考虑( )

A. 尿酸盐结晶 B. 脓尿

C. 菌尿 D. 乳糜尿

E. 碳酸盐结晶

3. 尿液酸度增高见于( )

A. 膀胱炎 B. 痛风

C. 代谢性碱中毒 D. 呼吸性碱中毒

E. 肾小管性酸中毒

(二) X型题

4. 糖尿病患者的尿液有什么特点( )

A. 多尿 B. 低比重尿

C. 有烂苹果味 D. 尿糖阳性

E. 尿酮阳性

5. 蛋白尿常见于以下哪些疾病( )

A. 糖尿病肾病 B. SLE

C. 高血压 D. 急性肾炎

E. 肾病综合征

四、问答题

1. 简述少尿的临床意义。

2. 简述尿液外观异常的临床意义。

3. 病例分析

患者，男性，42 岁，8 年前因尿道外伤致尿道狭窄，经尿道成形术后仍感排尿不畅伴有畏寒、发热，尿频、尿急、尿痛及脓尿现象。辅助检查：尿比重 1.010～1.013，脓细胞 10 个/HP，红细胞 6 个/HP，颗粒管型少许，培养白色葡萄球菌生长。

问题：

(1) 患者尿液有什么特点？

(2) 根据尿液特点来分析患者为什么出现尿频、尿急、尿痛？

（杨泽刚）

实验三　粪便常规检查及血型鉴定与交叉配血

目的要求

1. 掌握粪便检查方法及异常变化的临床意义。
2. 熟悉粪便隐血试验的方法及临床意义。
3. 血型鉴定与交叉配血。

实训方法

粪便常规检查：取新鲜粪便，在教师指导下，分步骤仔细观察其颜色及性状，注意有无黏液、脓液、血液、寄生虫虫体；制备涂片，进行显微镜下观察；进行隐血试验。

血型鉴定与交叉配血：在教师指导下，分步骤进行血型鉴定和交叉配血试验。

实训器材

粪便常规检查：新鲜粪便、显微镜、竹签、消毒棉签。

血型鉴定与交叉配血：A 型标准血清、B 型标准血清、双凹玻片、采血针、竹签、75% 乙醇棉球、干棉球、玻璃蜡笔(记号笔)、尖头滴管、显微镜。

实训内容

一、粪便常规检查

1. 肉眼检查　观察粪便性状、颜色、有无黏液、脓液、血液、寄生虫虫体及特殊气味。

2. 显微镜检查

(1) 操作方法

1) 于玻片上滴生理盐水一滴。

2) 用竹签在粪便中心部分挑取少许，涂于盐水中，并稍将其平铺于玻片上，厚度以能隐约看见书上字迹为度。

3) 用低倍镜检查，必要时转高倍镜鉴别。

(2) 检查内容：①白细胞；②红细胞；③寄生虫卵；④阿米巴原虫滋养体；⑤未消化食物残渣(肌纤维、植物细胞等)；⑥脂肪滴(加苏丹Ⅲ溶液可染成朱红色)；⑦淀粉颗粒(加卢戈碘溶液可染成蓝色或棕色)。

二、粪便隐血检查

1. 原理　血红蛋白有过氧化酶作用,能分解过氧化氢而放出氧,将联苯胺氧化为联苯胺蓝而显蓝色。

2. 操作方法

(1) 取粪便标本中心部分少许,涂于玻片上,使成薄膜。

(2) 随即滴加联苯胺冰醋酸溶液及双氧水各一滴。

(3) 观察反应结果。

1) 立即出现深蓝色或深绿色者:(++++)。

2) 30秒内显蓝色者:(+++)。

3) 60秒内显蓝色者:(++)。

4) 2分钟后显淡蓝色者:(+)。

5) 5分钟后无颜色改变:(-)。

三、血型鉴定与交叉配血

血型是血液各种成分以抗原为表现形式的遗传多态性标志。红细胞、白细胞、血小板及某些血浆蛋白均有同种抗原。由相互关联的抗原、抗体组成的血型体系,称为血型系统。与人类输血关系最密切的是ABO血型系统,其次是Rh血型系统。

(一) 血型鉴定

1. ABO血型鉴定　原则是根据红细胞上是否存在A抗原和(或)B抗原,血清中是否存在抗A抗体和(或)抗B抗体而决定,见表5-1。

表5-1　ABO血型鉴定结果

血型	红细胞表面的抗原	血清中抗体	血型	红细胞表面的抗原	血清中抗体
A	A	抗B	AB	AB	无抗A和抗B
B	B	抗A	O	无A和B	抗A和抗B

(1) 标本采集:非空腹非抗凝静脉血。注意避免标本溶血。

(2) 参考值:见表5-2。

表5-2　ABO血型鉴定结果判断

正向定型(血清)			反向定型(细胞)			血型判断
抗A	抗B	抗AB(O)型	A	B	O	
-	-	-	+	+	-	O型
+	-	+	-	+	-	A型
-	+	+	+	-	-	B型
+	+	+	-	-	-	AB型

注:"+"为凝集;"-"为不凝集。

2. Rh血型鉴定　Rh血型系统的重要性仅次于ABO血型系统。

(1) Rh系统的抗原:目前发现的Rh抗原主要有C、c、D、E和e五种,以D的抗原性最强。临床上称含D抗原的红细胞为Rh阳性,否则为Rh阴性。我国汉族人中Rh阴性率小于<1%。

（2）Rh 系统的抗体：天然抗体极少，主要是由 Rh 血型不合输血或通过妊娠产生的免疫性 IgG 抗体通过胎盘而引起新生儿溶血病。

3. 临床意义

（1）输血：是治疗循环血量不足或血细胞减少的重要措施。

（2）新生儿溶血病：主要原因是母儿血型不合，母亲的抗体通过胎盘进入胎儿体内，与胎儿红细胞结合，在分娩前后，胎儿致敏的红细胞破坏加速，发生溶血。在我国最多见的是 ABO 血型系统引起，常见于第一胎；其次为 Rh 血型系统引起，常见于第二胎。典型者为胎儿的父亲为 Rh 阳性，母亲为 Rh 阴性，胎儿为 Rh 阳性。

（3）器官移植：受者与供者 ABO 血型必须相符才能移植；否则，易引起急性排斥反应，导致移植失败。

（4）其他：亲子鉴定、法医学鉴定、某些疾病相关性研究等。

（二）交叉配血试验

临床上必须同型输血。输血前必须进行交叉配血试验（cross-match compatibility test），目的是检查受血者与供血者是否存在血型抗原与抗体不合的情况，避免严重的输血性溶血反应。试验原理为供血者红细胞与受血者血清反应（主侧）和受血者红细胞与供血者血清反应（次侧）。

1. 标本采集　供血者和受血者非抗凝静脉血。

2. 临床意义　见表 5-3。

表 5-3　交叉配血结果和输血判断

主侧	次侧	输血判断
凝集（溶血）	凝集（溶血）	不能输血
凝集（溶血）	不凝集（不溶血）	不能输血
不凝集（不溶血）	不凝集（不溶血）	可输血
不凝集（不溶血）	凝集（溶血）	紧急时可少量输血

目标检测

一、名词解释

1. 柏油样便　2. 白陶土样便

二、填空题

1. 正常粪便由________、________、________、________、________等组成。

2. 粪便检查的项目有________、________、________和________。

三、选择题

（一）A 型题

1. 粪便镜检有大量白细胞常见于（　　）
   A. 肠炎　B. 细菌性痢疾
   C. 阿米巴痢疾　D. 溃疡性结肠炎
   E. 克罗恩病（克隆病）

2. 粪便隐血试验持续阳性常见于（　　）
   A. 溃疡　B. 胃癌
   C. 食肉动物血　D. 肠结核
   E. 溃疡性结肠息

3. 霍乱、副霍乱患者的粪便性状为（　　）
   A. 黏液便　B. 脓血便
   C. 鲜血便　D. 米泔水样便
   E. 冻状便

（二）X 型题

4. 粪便中肉眼可见的寄生虫体有（　　）
   A. 蛔虫　B. 蛲虫
   C. 血吸虫　D. 绦虫
   E. 鞭虫

5. 阿米巴痢疾患者粪便检查可发现（　　）
   A. 外观呈暗红色稀果酱样

B. 镜检可见红细胞少于白细胞
C. 镜检可见红细胞成堆
D. 镜检可见大量脂肪小滴
E. 镜检可见阿米巴滋养体及其包囊

6. 粪便有恶臭味常见于(　　)
A. 阿米巴痢疾　B. 慢性肠息肉　C. 溃疡性结肠炎　D. 胰腺痢疾
E. 霍乱

四、问答题

1. 试述粪便隐血试验的原理及临床意义。
2. 试述溶组织和结肠阿米巴滋养体的鉴别要点。

(吴俊丽)

第六章　心理及社会评估实训

实训一　心 理 评 估

目 的 要 求

1. 掌握心理评估的常用评估方法：会谈法、观察法和量表评定法。
2. 熟悉心理评估的评估内容和注意事项。
3. 了解心理评估的临床意义及心理护理的重要性。

实 训 方 法

1. 观看有关心理评估的教学视频资料。

2. 教师示教心理评估的常用评估方法及注意事项，学生认真领会教师的评估程序和方法。

3. 学生 5～6 人为 1 组，由 1 位同学扮演评估对象，其他学生通过会谈法、观察法和量表评定法，对其进行心理评估。教师巡回指导，以规范、正确的检查方法纠正学生的错误。

4. 实验结束前教师进行教学评价及总结，指出学生在实训中的优缺点及存在的问题。

实 训 器 材

Zung 焦虑自评量表（SAS）、Zung 抑郁自评量表（SDS）、健康促进生活方式问卷（HPLP）。

实 训 内 容

一、会　谈　法

会谈法是心理评估最基本的方法，其作用为建立交谈双方相互信任和合作的关系，以及获得评估对象对其心理状况和问题的自我描述。会谈是一种有目的的会话，可分为正式会谈和非正式会谈两种类型。正式会谈指事先通知对方，按照问题提纲有目的、有计划、有步骤的交谈；非正式会谈指日常生活或工作中双方的自然交谈。

二、观　察　法

1. 自然观察法　是指在自然条件下，对表现心理现象的外部活动进行观察。自然观察法可观察到的行为范围较广，如评估对象的行为举止、语言、仪表、表情及在各种情形下的应对行为等。其优点是方法简便，对所观察的行为尽可能少地干预，材料来源切近实际；缺点是费时、费力，得到的结果具有偶然性。该方法要求评估者对评估对象有长期、系统和细致的观察，同时评估者要有丰富的知识和较强的分析判断能力。

2. 控制观察法　是指在特殊的实验环境下观察评估对象对特定刺激的反应。该方法需预先设计，按既定程序进行，每一评估对象都接受同样的刺激，又称实验观察法。该方法的优点是观察到的结果具有较强的可比性和科学性；缺点是评估对象易受情境因素影响，有时不易获得真实情况。

三、心理测量学方法

心理测量学方法是对人的心理和行为进行客观、标准地测定的方法，是心理评估常用的标准化手段之一。①心理测验法：指根据一定的法则和心理学原理，使用一定的操作程序对人的认知、行为、情感等心理活动予以量化。心理测验是心理测量的工具，心理测量在心理评估中能帮助评估者了解评估对象的情绪、行为模式和人格特点。②评定量表法：指用一套预先已标准化的测试项目（量表）来测量某种心理品质，如应用焦虑自评量表和住院患者压力评定量表对住院患者的焦虑情绪和压力状况进行评估。

1. Zung 焦虑自评量表（SAS） 见表 6-1。

表 6-1 Zung 焦虑自评量表

评定项目	偶尔	有时	经常	持续
1. 我感到比往常更加神经过敏和焦虑	1	2	3	4
2. 我无缘无故感到担心	1	2	3	4
3. 我容易心烦意乱或感到恐慌	1	2	3	4
4. 我感到我的身体好像被分成几块，支离破碎	1	2	3	4
*5. 我感到事事都很顺利，不会有倒霉的事情发生	4	3	2	1
6. 我的四肢抖动和震颤	1	2	3	4
7. 我因头痛、颈痛、背痛而烦恼	1	2	3	4
8. 我感到无力且容易疲劳	1	2	3	4
*9. 我感到很平静，能安静地坐下来	4	3	2	1
10. 我感到我的心跳较快	1	2	3	4
11. 我因阵阵的眩晕而不舒服	1	2	3	4
12. 我有阵阵要昏倒的感觉	1	2	3	4
*13. 我呼吸时进气和出气都不费力	4	3	2	1
14. 我的手指和足趾感到麻木和刺痛	1	2	3	4
15. 我因胃痛和消化不良而苦恼	1	2	3	4
16. 我必须时常排尿	1	2	3	4
*17. 我的手总是很温暖而干燥	4	3	2	1
18. 我觉得脸发热、发红	1	2	3	4
*19. 我容易入睡，晚上休息很好	4	3	2	1
20. 我做噩梦	1	2	3	4

使用说明：评估对象根据最近 1 周的实际情况在相应栏内打“√”。如文化程度太低以致看不懂问题内容，可由评估者逐项念给评估对象听，然后由评估对象自己做出评定。每一项目按 1、2、3、4 四级评分。注 * 号者，是用正性词陈述的，按 4 ~ 1 顺序反向计分。评定完后将 20 项评分相加，得总分，然后乘以 1.25，取其整数部分，即得到标准总分。正常总分值为 50 分以下。50 ~ 59 分，轻度焦虑；60 ~ 69 分，中度焦虑；70 ~ 79 分，重度焦虑。

2. Zung 抑郁自评量表(SDS) 见表 6-2。

表 6-2 Zung 抑郁自评量表

评定项目	偶尔	有时	经常	持续
1. 我觉得闷闷不乐,情绪低沉	1	2	3	4
*2. 我觉得一天之中早晨最好	4	3	2	1
3. 我一阵阵地哭出来或是想哭	1	2	3	4
4. 我晚上睡眠不好	1	2	3	4
*5. 我的胃口跟以前一样	4	3	2	1
*6. 我跟异性交往时像以前一样开心	4	3	2	1
7. 我发现自己体重下降	1	2	3	4
8. 我有便秘的烦恼	1	2	3	4
9. 我的心跳比平时快	1	2	3	4
10. 我无缘无故感到疲劳	1	2	3	4
*11. 我的头脑像往常一样清楚	4	3	2	1
*12. 我觉得经常做的事情并没有困难	4	3	2	1
13. 我感到不安,心情难以平静	1	2	3	4
*14. 我对未来抱有希望	4	3	2	1
15. 我比以前更容易生气激动	1	2	3	4
*16. 我觉得决定什么事很容易	4	3	2	1
*17. 我觉得自己是个有用的人,有人需要我	4	3	2	1
*18. 我的生活过得很有意思	4	3	2	1
19. 假如我死了别人会过得更好	1	2	3	4
*20. 平常感兴趣的事情我照样感兴趣	4	3	2	1

使用说明:同焦虑自评量表。正常总分值为 50 分以下。50~59 分,轻度抑郁;60~69 分,中度抑郁;70~79 分,重度抑郁。

3. 健康促进生活方式问卷(HPLP) 见表 6-3。指导语:这份问卷的内容是关于你日前的日常生活情况,请尽可能回答所有问题,并勾出你所选择的答案。

表 6-3 健康促进生活方式问卷

项目	从来不会	有时会	通常会	一定会
1. 你会不会与亲密好友谈及自己的问题,同时也关心他们	□	□	□	□
2. 你会不会选择低脂肪、低饱和脂肪酸和低胆固醇的食物	□	□	□	□
3. 当你出现任何不寻常的症状时,你会告诉医生、护士等专业人士吗	□	□	□	□
4. 你会不会实行已定好的运动计划	□	□	□	□
5. 你有充足的睡眠吗	□	□	□	□
6. 你是不是觉得自己仍然持续好的成长及向好的改变	□	□	□	□
7. 你是不是乐于称赞其他人的成就	□	□	□	□
8. 你会不会刻意减少吸取糖分及糖类食物(如甜食)	□	□	□	□
9. 你会不会阅读或收看关于促进健康的书籍或电视节目	□	□	□	□

续表

项目	从来不会	有时会	通常会	一定会
10. 你会不会积极从事运动,每星期至少3次,每次至少20分钟,如快步走、骑单车、爬楼梯等	□	□	□	□
11. 你会不会每天都安排好时间,给自己休息	□	□	□	□
12. 你有没有生活目标	□	□	□	□
13. 你会不会令你的人际关系持续和更美好	□	□	□	□
14. 你会不会每天都吃足够的淀粉类食物(如6~11块面包、3~5碗麦片、半碗到3碗饭或3~5碗面条等)	□	□	□	□
15. 你会不会详细询问医护人员给你的意见,以求明白	□	□	□	□
16. 你会不会从事轻度至中度的体力运动(如每星期运动5次以上,每次持续步行30~40分钟)	□	□	□	□
17. 你会不会勇于面对自己无法改变的事实	□	□	□	□
18. 你会不会对未来的日子有所期待	□	□	□	□
19. 你会不会抽出时间,与亲朋好友相处	□	□	□	□
20. 你会不会每天都吃水果(如2~3个苹果或1~2条香蕉等)	□	□	□	□
21. 当你对医护人员的建议有疑问时,你会不会寻求第二位专家的意见	□	□	□	□
22. 你会不会参加休闲性或娱乐性的运动(如游泳、跳舞、骑脚踏车等)	□	□	□	□
23. 每晚睡觉前,你会不会回想一些令你开心的事情	□	□	□	□
24. 你会不会常常感觉到内心的满足及平和	□	□	□	□
25. 你会不会很容易地表达出你对他人的关怀爱心	□	□	□	□
26. 你会不会每天都吃蔬菜(如1~3碗生菜或1~3碗茄子等)	□	□	□	□
27. 你会不会和医护人员讨论自己的健康问题	□	□	□	□
28. 你会不会每星期至少做3次伸展运动(如拉筋、压腿等)	□	□	□	□
29. 你会不会找方法来舒缓自己的压力	□	□	□	□
30. 你会不会为追求人生的长远目标而努力	□	□	□	□
31. 你会不会与你所关心的人保持紧密的联系	□	□	□	□
32. 你会不会每天都饮用1~2盒鲜奶(240ml)	□	□	□	□
33. 你会不会每个月自我检查身体一次、留意身体有没有变化或发生危险征兆	□	□	□	□
34. 在日常生活中,你会不会找机会做运动(如舍电梯而用楼梯、少搭巴士而多步行等)	□	□	□	□
35. 你会不会设法在工作和娱乐之间取得平衡	□	□	□	□
36. 你会不会感到每天的生活都是充满趣味及具挑战性	□	□	□	□
37. 你会不会找方法,去满足自己精神和性的需要	□	□	□	□
38. 你会不会每天都吃2~3个蛋类、豆类或坚果类	□	□	□	□
39. 你会不会向专业的医护人员请教如何自我照顾的方法	□	□	□	□
40. 你会不会在运动时测量自己的脉搏	□	□	□	□
41. 你会不会每天用15~20分钟的时间去练习放松或冥想	□	□	□	□
42. 你会不会思考:在自己的生命中,什么是最重要的	□	□	□	□

续表

项目	从来不会	有时会	通常会	一定会
43. 你会不会从关怀你的亲朋好友中，得到支持	□	□	□	□
44. 你会不会留意食品包装上，有关营养的成分、脂肪和钠含量的卷标	□	□	□	□
45. 你会不会参加促进个人健康的教育课程	□	□	□	□
46. 运动时，你会不会达到自己的目标心率	□	□	□	□
47. 你会不会自我调节以免过分疲劳	□	□	□	□
48. 你会不会感觉到：有某种超过自我的力量在身旁	□	□	□	□
49. 你会不会用讨论和折衷的办法，来解决和别人的冲突	□	□	□	□
50. 你会不会每天都吃早餐	□	□	□	□
51. 你会不会在有需要时，寻求辅导、咨询或协助	□	□	□	□
52. 你会不会乐于接受新的体验及新的挑战（如做一些从未做过的事、到一个陌生的地方等）	□	□	□	□

使用说明：健康促进生活方式问卷（health-promoting life profile，HPLP）由 Walker 等编制（1987）和修订（1995），用于测量健康促进行为。本量表共有 52 个条目，包括健康责任、自我实现、营养、人际间关系、压力应对和运动 6 个方面内容。量表采用 1～4 级评分，总分为 52～208 分。得分越高表示健康促进生活水平越高；得分在 52～126 分表示生活方式不健康；得分在 126 分以上表示生活方式健康。

四、医学检测法

医学检测法包括体格检查和各类实验室检查，如测心率、血压、血液肾上腺皮质激素浓度等，其作用主要是为心理评估提供辅助客观资料。

目标检测

一、名词解释

1. 量表评定法　2. 健康行为

二、填空题

1. 心理评估常见的评估方法主要包括________、________、________和________。其中，________是心理评估最基本的方法。
2. 临床患者最常见也是最需要护理干预的情绪状态是________和________。

三、选择题

（一）A 型题

1. SAS 评估以下什么内容（　　）
   A. 人格特征　B. 智力水平　C. 焦虑症状　D. 抑郁症状　E. 心理症状
2. SDS 评估以下什么内容（　　）
   A. 智力水平　B. 人格特征　C. 焦虑症状　D. 抑郁症状　E. 心理症状
3. 关于 SDS，下述哪一项是错误的（　　）
   A. 有 20 个项目　B. 使用简便　C. 有 10 个反向项目　D. 分三级评分　E. 抑郁量表
4. 关于 SAS，下述哪一项是错误的（　　）
   A. 有 20 个项目　B. 使用简便　C. 焦虑量表　D. 分四级评分　E. 有 10 个反向项目

（二）X 型题

5. 下列哪些符合会谈法的涵义（　　）
   A. 有目的地进行会话
   B. 在接见者和来访者之间进行
   C. 为了沟通双方的感情
   D. 心理咨询与治疗的一种技术
   E. 随便聊天
6. 属于心理评估常用方法的是（　　）
   A. 观察法　B. 会谈法　C. 实验法　D. 测验法　E. 调查法

四、问答题

1. 简述心理评估的定义及临床心理评估目的。

2. 简述常用临床评定量表的用途。

3. 病例分析

一位20岁的女青年因丧失兴趣,情绪低落,想哭泣,感到前途无望,有自杀的想法,伴有睡眠障碍,并对自己的身体过分关心而来到心理门诊求医。

问题:

如果需给她做临床评定,应考虑选用的量表是什么?

(李秀丽)

实训二 社会评估

目的要求

1. 掌握社会评估的常用评估方法:会谈法、观察法、量表评定法和社会调查。

2. 熟悉社会评估的评估内容和注意事项。

3. 了解社会评估的目的。

实训方法

1. 观看有关社会评估的教学视频资料。

2. 教师示教社会评估的常用评估方法及注意事项,学生认真领会教师的评估程序和方法。

3. 学生5~6人为1组,由1位同学扮演评估对象,其他学生通过会谈法、观察法、量表评定法、社会调查等方法,对其进行社会评估。教师巡回指导,以规范、正确的检查方法纠正学生的错误。

4. 实验结束前教师进行教学评价及总结,指出学生在实训中的优缺点及存在的问题。

实训器材

Smilkstein 家庭功能量表、Procidano 与 Heller 的家庭支持量表、Kleinman 评估。

实训内容

一、家庭评估

(一)家庭评估内容

家庭评估包括家庭成员基本资料、家庭结构、家庭生活周期、家庭功能、家庭资源及家庭压力等方面的评估。

1. 家庭成员基本资料 包括家庭成员的姓名、性别、年龄、民族、职业、文化程度、健康史、宗教信仰、家族遗传病史等,可通过与评估对象及其家属交谈、阅读有关的健康记录(如医疗病历)等获取资料。

2. 家庭结构 包括人口结构、权利结构、角色结构、沟通类型和价值观。

3. 家庭生活周期 是指家庭经历从结婚、生产、养育儿女到老年的各个阶段连续的过程。家庭是一个发展变化的系统,可以分成不同的发展阶段。Duvall 认为家庭生活周期主要分为8个阶段。家庭在每个阶段都有其特有的角色、责任及需求。

4. 家庭功能 家庭的主要功能是满足家庭成员衣、食、住、行、育、乐等方面的基本生活需求;维护家庭成员的健康,为家庭健康状态不佳的成员提供良好的支持与照料等,可通过交谈、观察、量表测定来进行评估。

5. 家庭资源　是指家庭为维持其基本功能、应对压力事件和危机状态所需的物质、精神与信息等方面的支持,分为内部资源和外部资源。内部资源包括精神与情感支持、经济支持、信息支持和结构支持。外部资源包括社会资源、文化资源、医疗资源、宗教资源、经济资源等。评估时可询问评估对象及其家属是否具备家庭资源,程度如何。

6. 家庭压力　是指家庭生活发生重大事件改变、造成家庭功能失衡的所有刺激性事件。每个家庭在其成长周期中或多或少、或早或迟都会遇到各种压力。

家庭压力的评估主要是通过与评估对象或家庭成员交谈明确家庭近期有无压力事件发生,家庭成员对这些压力事件的感知如何,对家庭成员的身心影响如何,所采用的应对方式有哪些,可用于应对压力的家庭资源又有哪些。

(二)家庭评估方法

进行家庭评估时,评估者应根据家庭的实际情况选择适当的家庭评估模式和相应评估表,并配以会谈法、观察法、社会调查等。

1. Smilkstein 的家庭功能量表　见表 6-4。

表 6-4　Smilkstein 的家庭功能量表

内容	总是	经常	有时	很少	从不
1. 当我遇到困难时,可从家人处得到满意的帮助 补充说明:	4	3	2	1	0
2. 我很满意家人与我讨论与分担问题的方式 补充说明:	4	3	2	1	0
3. 当我从事新活动或希望发展时,家人能接受并给我支持 补充说明:	4	3	2	1	0
4. 我很满意家人对我表达感情的方式以及对我情绪(如愤怒、悲伤、爱)的反应 补充说明:	4	3	2	1	0
5. 我很满意家人与我共度时光的方式 补充说明:	4	3	2	1	0

评价标准:总分为 0 ~ 20 分;总分越高,表示家庭功能越好。15 ~ 20 分,表示家庭功能良好;9 ~ 14 分表示家庭功能轻度障碍;0 ~ 8 分表示家庭功能严重障碍。

2. Procidano 与 Heller 的家庭支持量表　见表 6-5。

表 6-5　Procidano 与 Heller 的家庭支持量表

内容	是	否
1. 我的家人能给予我所需的精神支持		
2. 遇到棘手的事时,我的家人帮我出主意		
3. 我的家人愿意倾听我的想法		
4. 我的家人给予我情感支持		
5. 我与我的家人能开诚布公地交谈		
6. 我的家人分享我的爱好与兴趣		
7. 我的家人能时时察觉到我的需求		
8. 我的家人善于帮助我解决问题		
9. 我与家人感情深厚		

评分方法:是=1 分,否=0 分。总得分越高,家庭支持度越高。

二、文化评估

文化评估主要是对文化要素的评估。文化要素包括价值观、习俗、信念和信仰等，这些因素均与健康密切相关。

健康信念包括个体对健康的认识程度和健康管理型态、对疾病的认识程度、康复的信心及对医疗服务的期望等。目前最常用的方法为 Kleinman 的“健康信念注解模式”评估方法。通过询问，可以了解患者对健康问题的认识和看法以及所处的文化对其健康信念的影响。

Kleinman 等提问内容概括为下列 10 个问题：①对您来说，健康指什么？不健康又指什么？②通常您在什么情况下才认为自己有病并就医？③您认为导致你健康问题的原因是什么？④您怎样、何时发现您有该健康问题的？⑤您的健康问题对您的身心造成了哪些影响？⑥严重程度如何？发作时持续时间长还是短？⑦您认为您该接受何种治疗？⑧您希望通过治疗达到哪些效果？⑨您的病给您带来的主要问题有哪些？⑩对这种病您最害怕什么？

三、环境评估

1. 物理环境　是一切存在于机体外环境的物理因素总和，包括生活与居住环境及职业与工作环境评估，如水污染、噪声污染、室内空气污染等，是否存在高温、高压电等危害因素，工作中是否采用防护措施。

2. 社会环境　是指有关个人的社会与心理需求状态，包括经济、教育、生活方式、社会关系和社会支持等方面。

目标检测

一、名词解释

1. 家庭　2. 文化休克

二、填空题

1. 社会评估的内容主要包括________、________、________和________。

2. 家庭评估的内容主要包括________、________、________、________、________和________6 个方面。

三、选择题

(一) A 型题

1. Duvall 将家庭生活周期分为几个阶段(　　)
   A. 3 个　　B. 5 个
   C. 6 个　　D. 7 个
   E. 8 个

2. 导致住院患者发生文化休克的原因是(　　)
   A. 与家人分离
   B. 缺乏沟通
   C. 日常活动改变
   D. 对疾病和治疗的恐惧
   E. 以上都是

(二) X 型题

3. 评估社会环境对健康的影响，应从以下哪几个方面进行(　　)
   A. 经济状况　　B. 受教育情况
   C. 生活方式　　D. 社会关系与社会支持
   E. 噪声

4. 属于社会评估常用方法的是(　　)
   A. 观察法　　B. 会谈法
   C. 实验法　　D. 测验法
   E. 调查法

四、问答题

1. 简述社会评估的目的。

2. 简述文化休克的分期与表现。

3. 病例分析

杨某，男性，33 岁，已婚，大学毕业，某机关单位公务员，其妻 31 岁，小学教师，育有一子，4 岁。

问题：

该家庭属何种类型？处于家庭生活周期哪一期？

（李秀丽）

第七章　护理诊断实训

目的要求

1. 熟悉护理诊断的概念、分类、构成及陈述方式。

2. 掌握护理诊断的步骤及书写方法。

实训方法

1. 教师提供典型病案，学生分组讨论分析病案，对照护理诊断手册筛选出护理诊断。

2. 学生根据所提供病案中的病情及进展情况分别列出护理诊断，并按照首优、中优和次优原则排序。

3. 学生按正规陈述方式书写护理诊断。

4. 教师总结、讲评，指出学生在实训中的优缺点及存在的问题。

实训器材

病案、护理诊断手册。

案例

患者，张某，男性，74 岁。原有胃溃疡病史十余年，5 小时前无诱因下突发上腹部疼痛，呈持续性钝痛，疼痛评分 7 ~8 分，伴有烧灼感。体检：T 38. 5℃，P 98 次/分，R 23 次/分，BP 144/64mmHg。神志清，急性痛苦貌，全腹膨隆，剑突下及脐周压痛明显，肌紧张明显，反跳痛阳性，肠鸣音 3 次/分。实验室检查：白细胞计数 $15×10^9$/L，中性 82%；CT 检查空腔脏器穿孔。入院诊断：上消化道穿孔，急性弥漫性腹膜炎。

实训内容与步骤

1. 收集资料　通过观察、交谈、体格检查及各种辅助检查获取资料。

2. 整理资料

(1) 对资料的全面性、真实性和准确性进行核实。

(2) 对收集到的资料按马斯洛需要层次理论、人类反应型态、功能性健康型态或多轴系健康型态进行分类，便于从中发现问题。

3. 分析综合资料，形成诊断假设

(1) 将收集的资料与正常值比较，找出异常。

(2) 根据所找到的异常资料及其相互关系，做出可能的合理解释，形成假设，提出可能的护理诊断及相关因素。

4. 验证和修订诊断　对所提出的护理诊断进行评价和筛选，最后对照相应的护理诊断依据做出恰当的护理诊断，找出明确的相关因素。

5. 排序　将护理诊断按首优、中优和次优原则排序。

目标检测

一、选择题

（一）A 型题

1. 下列护理诊断应列在首位的是（　　）
   A. 生活不能自理
   B. 忧郁、焦虑
   C. 气体交换受损
   D. 有皮肤完整性受损的危险
   E. 排便异常：便秘

（二）X 型题

2. 关于护理诊断的过程，下列叙述哪些是正确的（　　）
   A. 通过观察、交谈、体格检查及各种辅助检查获取资料
   B. 对收集到的资料采取适当的方法进行分类，便于发现问题
   C. 根据找到的异常资料，提出可能的护理诊断及相关因素
   D. 已确立的护理诊断是否正确，应在临床实践中进一步验证
   E. 生理需要是最低层次的需要，该方面问题应放在稍后解决

二、问答题

请列出本实训案例患者的主要护理诊断。

（黄小斐）

第八章　健康评估记录实训

目的要求

1. 掌握健康评估记录的书写方法。

2. 熟悉健康评估记录的内容及格式。

3. 熟悉评估病情的方法。

4. 了解健康评估记录的基本书写要求。

实训方法

1. 教师到医院选择典型的评估对象，并准备好相关健康评估记录表格。

2. 学生到医院，分组进行健康评估，每一组 5～7 名学生对评估对象进行问诊、体格检查，了解实验室及其他辅助检查结果。

3. 学生分组讨论，每人书写一份健康评估记录。

4. 教师进行总结、讲评，指出学生在书写健康评估记录中存在的问题和修正的方法。

实训器材

相关健康评估记录表格。

实训内容与步骤

一、收集评估对象资料

（一）入院健康评估资料

1. 一般资料　评估对象的姓名、年龄、性别、婚姻状况、文化程度等。

2. 现在健康情况　包括现病史、主要病情、日常生活规律及自理程度、护理体检情况、实验室检查结果等。

3. 既往健康情况　包括既往病史、婚育史、过敏史、传染病史、家族史、用药史等。

4. 心理方面　包括情绪状态、自我感知、自我概念、角色关系、应激水平与应对能力、价值观和信念型态等。

5. 社会方面　包括主要社会关系及密切程度、社会组织关系与支持程度、工作学习情况、经济状况与医疗条件等。

（二）床边系统评估

床边系统评估可以系统地收集评估对象的主客观资料，准确把握评估对象的整体状况，制订护理计划。床边系统评估流程如下。

1. 准备用物　治疗车、治疗盘、听诊器、血压计、体温表、压舌板、纱布、手电筒、棉签、弯盘、记录纸、笔、手套、快速手消毒剂等。

2. 核对评估对象（姓名、床号、腕带）。

3. 自我介绍，说明评估目的，取得评估对象配合。

4. 询问体位是否合适，是否需要如厕。

5. 拉好床帘,注意保护隐私。

6. 询问夜间睡眠情况。

7. 评估一般情况和生命体征。

8. 头颈部检查(根据专科情况)

(1) 眼:结膜有无充血,巩膜有无黄染(双眼往上额看),瞳孔对光反射情况(双眼看天花板)。

(2) 耳:有无脑脊液漏出。

(3) 口腔:黏膜是否完整,有无溃疡(用压舌板撑开双颊部,使用手电筒查看)。

(4) 颈部:查看颈部活动、皮肤、包块、血管情况,触摸有无淋巴结肿大(耳前、下颌处)。如有颈部置管,注意查看刻度,固定情况和穿刺处有无发红,并询问评估对象有否不适。

9. 胸部检查　询问有无咳嗽、咳痰,痰的性状,能否自主咳痰,有无胸闷、气急等,呼吸运动(对称性、频率、节律)。听诊双肺呼吸音(让患者配合深呼吸):锁骨中线第 2 肋间、腋中线平乳头、肩胛骨下缘(由前胸部到侧胸部及背部,左右对称进行对比)。

10. 心脏检查　听诊心率,时间>30 秒。如有心律不齐,需 1 分钟,并测量脉率。

11. 腹部检查

(1) 视诊:有无明显膨隆,腹式呼吸情况,伤口和敷料、引流情况,腹壁静脉情况。

(2) 听诊:四个象限肠鸣音,脐左下听诊 1 分钟,脐右下、右上、左上各听诊数秒,如未闻及肠鸣音,至少听诊 3 分钟。

(3) 触诊:腹肌紧张度,有无明显压痛、反跳痛(触诊时让评估对象屈曲双腿,腹肌放松)。询问评估对象进食情况和大小便情况。如有疼痛,询问疼痛情况。查会阴部情况。

(4) 叩诊:有无鼓音、移动性浊音。

12. 如有引流管,检查各个引流管是否固定、通畅,以及引流物性质、量。如有导尿管,检查是否固定,尿色、量。无导尿者,触诊膀胱有无明显充盈,小便自解情况。如有经外周静脉置入中心静脉导管(PICC)、留置针,注意查看刻度,固定和穿刺处有无发红,并询问评估对象有否不适。

13. 协助或嘱评估对象翻身(根据需要叩背),查看背部及尾骶部皮肤情况。

14. 检查皮肤有无明显水肿,水肿程度评分如下。

0:无肿胀。

(+):轻微水肿,凹陷≤2mm,迅速恢复。

(++):中度水肿,凹陷 2 ~ 4mm,10 ~ 15 秒恢复。

(+++):中重度水肿,凹陷 4 ~ 6mm,1 分钟恢复。

(++++):重度水肿,凹陷 6 ~ 8mm,2 ~ 5 分钟恢复。

检查足背动脉搏动情况(第 1、2 趾间沟 3 横指处),桡动脉搏动情况。

15. 检查四肢肌力。检查双上肢握力,顺势查看十指毛细血管充盈情况;检查双下肢(逐一抬起,离开床面)抵抗阻力情况。

16. 检查完毕,整理床单位。

17. 宣教药物、活动、饮食、引流管相关知识。

18. 提出护理问题,采取护理措施,进行效果评价。

(三) 查阅资料

查阅病历、实验室检查及有关辅助检查结果。

二、讨　论

讨论评估对象现存的或潜在的问题。

三、书写健康评估记录

(一) 入院健康评估记录

入院健康评估记录是评估对象入院后首次进行的、系统的健康评估记录。

1. 记录对象　为新入院患者。

2. 记录内容　一般资料、健康史、体格检查、辅助检查和初步的护理诊断。

3. 参考格式　见表 8-1。

表 8-1　入院护理评估表(参考格式)

科别　　床号　　住院病历号

一般资料

姓名:　　性别:□男　□女　年龄:　　民族:　　籍贯:

住址:　　联系电话:

入院时间:　　入院诊断:

入院类型:□门诊　□急诊　□转入(转出科室)

入院方式:□步行　□扶行　□轮椅　□平车　□其他

资料来源:□患者　□家属　□其他

可靠程度:□可靠　□基本可靠　□不可靠　　记录时间:

健康史

主诉:

现病史:

日常生活状况

膳食种类:□普食　□软食　□半流　□流质　□禁食　□治疗膳食

进食方式:□正常　□鼻饲　□空肠造瘘　□全静脉营养　□其他

食欲:□正常　□亢进　□不振　□其他

排尿:□正常　□失禁　□排尿困难　□尿潴留　□留置尿管　□其他

性质:□正常　□混浊　□血性　□其他

排便:□正常　□便秘(1 次/日;辅助排便:□无　□有)　□腹泻(1 次/日)　□失禁　□造瘘(能否自理:□能　□否)　□其他

性质:□正常　□血性　□黑便　□其他

活动能力:□正常　□室内活动　□床旁活动　□床上活动　□卧床不起　□偏瘫　□截瘫

跌倒危险因子评估:□<4 分　□≥4 分(活动障碍、偏瘫$_3$/体能虚弱$_3$/头昏、眩晕、直立性低血压$_2$/意识障碍$_1$/视力障碍$_1$/服用影响意识或活动药物$_1$/最近 1 年有不明原因跌倒$_1$/年龄≥65 岁$_1$/无陪人$_1$)

自理能力:□完全自理　□部分自理　□完全依赖(进食/饮水、穿衣、沐浴/洗漱、如厕)

睡眠:□正常　□失眠　□多梦　□入睡困难　□早醒　□其他

吸烟:□无　□偶吸　□大量:　支/日　已抽　　年　已戒　　年

饮酒:□无　□偶饮　□大量:　两/日　已饮　　年　已戒　　年

药物依赖:□无　□有(药名/剂量)

既往史

既往健康状况:□良好　□一般　□较差

既往患病/住院史:□无　□有(描述:　　)

传染病史:□无　□有(描述:　　)

预防接种史:□无　□有(描述:　　)　手术/外伤史:□无　□有(描述:　　)

输血史:□无 □有 血型: Rh因子:□阴性 □阳性 □不详

过敏史:□无 □食物(描述:) □药物(描述:) □其他(描述:) □不详

婚姻史:结婚年龄 配偶健康状况:□健在 □患病 □已故 死因

生育史:妊娠 次 顺产 胎 流产 胎 早产 胎 死产 胎

月经史:

$$初潮年龄\frac{行经期(日)}{月经周期(日)}末次月经时间(或绝经年龄)$$

家族史

父:□健在 □患病 □已故 死因

母:□健在 □患病 □已故 死因

子女:□健在 □患病 □已故 死因

兄弟姐妹:□健在 □患病 □已故 死因

心理评估

对自我的看法:□满意 □不满意 □其他

情绪:□镇静 □易激动 □焦虑 □恐惧 □悲哀 □其他

对疾病认识:□完全 □部分 □不认识 □未被告知

过去1年内重要生活事件:□无 □有(描述:)

遇到困难最愿向谁倾诉:□父母 □子女 □其他

宗教信仰:□无 □佛教 □基督教 □伊斯兰教 □其他

社会评估

家庭关系:□和睦 □冷淡 □紧张

婚姻状况:□未婚 □已婚 □离婚 □丧偶 □其他

居住情况:□独居 □和家人同住 □和亲友同住 □老人院 □其他

职业状况:□固定职业 □失业 □丧失劳动力 □其他

文化程度:□文盲 □小学 □初中 □高中/中专 □大专 □本科及以上

社会交往情况:□正常 □较少 □回避

社会费用支付形式:□公费 □医疗保险 □自费 □其他

住院顾虑:□无 □经济负担 □自立能力 □预后 □其他

体格检查

T: ℃ P: 次/分 R: 次/分 BP: mmHg 身高: cm 体重: kg

全身状态:

发育:□正常 □异常(描述:)

营养:□良好 □中等 □不良

体型:□正常 □肥胖 □消瘦

面容:□正常 □病容(类型:)

体位:□主动体位 □被动体位 □强迫体位(类型:)

步态:□正常 □异常(类型:)

意识状态:□清楚 □嗜睡 □模糊 □昏睡 □浅昏迷 □深昏迷 □谵妄

语言表达:□清楚 □含糊 □语言困难 □失语

皮肤黏膜

颜色:□正常 □发红 □苍白 □发绀 □黄染 □色泽沉着/脱失 □其他

湿度:□正常 □潮湿 □干燥

温度:□正常 □热 □冷

弹性:□正常 □减退

水肿:□无 □有(部位/程度:)

完整性:□完整 □皮疹 □皮下出血(部位/范围:)

□压疮(期,部位/范围:)

□其他

Braden Scale 评分：

感觉	潮湿	活动方式	活动能力	营养(摄入)	摩擦/剪切力
□1 完全丧失	□1 持久潮湿	□1 卧床不起	□1 完全不能	□1 恶劣	□1 有
□2 严重丧失	□2 十分潮湿	□2 局限于床上	□2 严重限制	□2 不足	□2 有潜在危险
□3 轻度丧失	□3 偶尔潮湿	□3 偶尔步行	□3 轻度限制	□3 适当	□3 无
□4 未受损害	□4 很少发生	□4 经常步行	□4 不受限	□4 良好	

淋巴结：□正常 □肿大(部位/大小/数量/质地/活动度：)

头面部

眼睑：□正常 □水肿

结膜：□正常 □水肿 □出血

巩膜：□正常 □黄染

瞳孔：□正常 □异常(大小/形状：)对光反射：□正常 □迟钝 □消失

口唇：□红润 □发绀 □红肿 □苍白 □疱疹 □歪 斜

口腔黏膜：□正常 □充血 □出血点 □糜烂溃疡 □疱疹 □白斑 □其他

牙齿：□完好 □缺齿 □龋齿 □义齿

视力：□正常 □异常(描述：)

听力：□正常 □异常(描述：)嗅觉：□正常 □异常(描述：)

颈部

颈项强直：□无 □有

颈静脉：□正常 □充盈

气管：□居中 □偏移

肝颈静脉反流征：□阴性 □阳性

胸部

呼吸方式：□自主呼吸 □机械呼吸

呼吸节律：□规则 □不规则(描述：)

呼吸困难：□无 □轻度 □中度 □重度 □极重度

呼吸音：□正常 □异常(描述：)

啰音：□无 □有(描述：)

心率： 次/分

心律：□齐 □不齐(描述：)

杂音：□无 □有(描述：)

腹部

外形：□正常 □膨隆 □凹陷 □胃型 □肠型

可触及包块：□无 □有(描述：)

腹肌紧张：□无 □有(描述：)

压痛：□无 □有(描述：)

反跳痛：□无 □有(描述：)

肝大：□无 □有(描述：)

脾大：□无 □有(描述：)

移动性浊音：□阴性 □阳性

肠鸣音： 次/分 □正常 □亢进 □减弱 □消失

直肠肛门 □未查 □正常 □异常(描述：)

外生殖器 □未查 □正常 □异常(描述：)

脊柱与四肢

脊柱：外形 □正常 □畸形(描述：) 活动□正常 □受限

四肢：外形 □正常 □畸形(描述：) 活动□正常 □受限

神经系统

疼痛：□无 □有(部位：)

疼痛程度:□0 分无痛　□1～3 分轻微痛　□4～6 分比较痛　□9 分非常痛　□10 分剧痛

0　1　2　3　4　5　6　7　8　9　10(分)

肌张力:□正常　□增强　□减弱

肢体瘫痪:□无　□有(描述:　　)肌力:　级

病理反射:□阴性　□阳性

脑膜刺激征:□无　□有(□颈项直　□Kerning 征　□Brudzinski 征)

专科情况

吸氧:□无　□有(描述:　　)

气管切开/插管:□无　□有(描述:　　)

留置导尿:□无　□有(描述:　　)

引流管:□无　□有(引流液:　颜色:　性质:　量:　ml)

造瘘:□无　□有(描述:　　)

牵引:□无　□有(描述:　　)

其他:

实验室及其他检查

初步护理诊断

护士签名:

年　月　日

(二) 护理计划单

护理计划单是根据评估对象的护理诊断/问题所制订的护理目标、护理措施及效果评价的全面系统的记录。

1. 记录对象　主要用于危重症患者。

2. 记录内容　确立护理诊断/问题的时间、名称、护理目标、护理措施、效果评价、停止时间和护士签名。

3. 参考格式　见表 8-2。

(三) 护理记录

护理记录是指患者在整个住院期间的健康状况及护理过程的全面记录。

1. 记录对象　病重、病危患者,以及病情发生变化、需要监护的患者(包括特级/Ⅰ级护理患者、新入院患者、有病情变化的患者、有特殊治疗或处理的患者、出院患者等)。

2. 记录内容　意识、体温、脉搏、呼吸、血压、血氧饱和度、吸氧、出入量、皮肤情况、管路护理、病情观察及措施。

3. 格式　见表 8-3。

表 8-2 护理计划单(参考格式)

科别　　　姓名　　　床号　　　住院病历号　　　诊断

开始日期、时间	护理诊断/问题	护理目标	护理措施	签名	效果评价	停止日期、时间	签名

表 8-3 护理记录单(原卫生部样式)

科别　　姓名　　年龄　　性别　　床号　　住院病历号　　入院日期　　诊断

日期/时间	意识	体温	脉搏	呼吸	血压	血氧饱和度	吸氧	入量		出量			皮肤情况	管路护理			病情观察及措施	护士签名
		℃	次/分	次/分	mmHg	%	L/min	名称	ml	名称	ml	颜色性状						

本表为参考表,医院应当根据本院各专科特点设定记录项目。

第　页

目标检测

一、选择题

（一）A型题

1. 关于护理记录对象下列哪项除外(　　)
   A. 需要监护的患者
   B. 新入院患者
   C. 有特殊治疗的患者
   D. 康复期患者
   E. 病危患者
2. 下列哪项不属于护理计划(　　)
   A. 评估方法　B. 护理目标
   C. 护理措施　D. 护理诊断
   E. 效果评价

（二）X型题

3. 属于入院健康评估资料的内容有(　　)
   A. 一般资料　B. 现在健康情况
   C. 既往健康情况　D. 心理方面资料
   E. 社会方面资料

二、问答题

1. 护理记录的记录内容有哪些？
2. 写出床边系统评估胸部的评估内容。

（黄小斐）

第九章 实训考核

考核一 问诊技巧考核

问诊技巧考核共二十项,每项按好、中、差分别记5分、3分、1分。具体评分标准如下。

(一) 第一项——组织安排

组织安排指整个问诊的结构与组织,包括引言、问诊主体(主诉、现病史、既往史、系统回顾)和结束语。评估者应按项目的序列系统地询问病史,对交谈的目的、进程、预期结果应心中有数。

评分标准:

5分:问诊的开始、中间和结束清楚明了,开始先自我介绍,讲明自己问诊的作用,能系统地询问病史(包括主诉、现病史、既往史等),最后获得全部必要的资料。有明确的结束语,若涉及已问过的前一部分内容则应先有解释。

3分:大部分问诊是有秩序的,但有些还应组织得更好些;或者主体部分组织较好,但开始和结束不很明确。

1分:问诊缺乏连贯性和组织性。

(二) 第二项——时间顺序

时间顺序指主诉和现病史中症状或体征出现的先后次序。评估者应问清症状开始的确切时间。跟踪自首发至目前的演变过程,根据时间顺序追溯症状的演进可避免遗漏重要的资料。例如,有时环境的变化或药物的使用可能就是病情减轻或加重的因素,仔细按时间线索询问病情可使评估者更有效地获得这些资料。

评分标准:

5分:虽然收集资料时,不必严格地按症状出现先后提问,但能获得足够资料以便能按时间顺序口述或写出主诉、现病史及有关症状。

3分:仅获得部分必要的资料及其时间线索,无法编写出有关症状的先后顺序。

1分:未获得编写症状先后顺序所必要的资料。

(三) 第三项——过渡语言

过渡语言指问诊时用于两个项目之间转换的语言,是向评估对象说明即将讨论的新项目及其理由。例如:“我们一直在谈论您今天来看病的目的,现在我想问问您过去的病情,以便了解它和您目前的疾病有何关系。从最早的儿童时期回忆起,追溯到现在(停顿)。”“您小时候健康情况如何?”用了这种过渡性语言,评估对象就不会困惑你为什么要改变话题以及为什么要询问这些情况。

评分标准:

5分:由一个方面转向另一个方面时,会用过渡语言,提问恰当、解释清楚,以确保评估对象提供有关的和必要的信息,如“现在我要问几个有关您家庭的问题,因为我们发现有些疾病可以出现在有血缘关系的亲属中,从而有助于我们了解什么是你们家族中危害健康的因素。”

3分:有时能用有效的过渡语言,有时却不能,有时使用的过渡语言缺乏实质性内容。

1分:不会使用过渡语言,因而评估对象不明白提出这些问题的目的和用意。

(四) 第四项——问诊进度

为了使问诊进展顺利,评估者应注意聆听,不要轻易打断患者讲话,让他有足够的时间回答问题。有时允许有必要的停顿(如在回顾思索时),有意的沉默也许令人不安,但也可鼓励患者提供其他的有关信息,或者可使患者道出敏感的问题,如果没有这种沉默,患者会省略不谈。

如果患者不停谈论许多与病史无关的问题,则可客气地把患者引导到病史线索上来,如"您的那些问题,我理解,现在请谈谈您当时腹痛的情况吧?"。

评分标准:

5 分:关心患者的反应,聆听患者的全部叙述和回答问题,不轻易打断,不出现难堪的停顿,必要时故意保持沉默,让患者思索,做出系统的回答。

3 分:问诊顺利,偶尔打断患者的叙述和(或)出现难堪的停顿,使流畅的交谈中断。

1 分:经常打断患者,使患者无法圆满地叙述和回答问题和(或)常有难堪的停顿,使流畅的交谈中断。

(五) 第五项——问题类型

一般问题,常用于问诊开始,用一般的问话去获得某一方面的大量资料,让患者叙述他的病情。如:"今天来,您有哪里不舒服?"或者"请告诉我您的一般健康情况吧。"待获得一些信息后,再有侧重地追问一些具体问题。为了系统有效地获得准确的资料,评估者应遵循从一般到特殊的提问进程。

评分标准:

5 分:一开始和每一部分开始都用通俗易懂的一般性问题提问,紧接着用更具体直接的问题深入细问,以便患者集中详细说明之,并做出肯定或否定的确切回答。不提复杂或诱导性问题,如"当您头痛时伴有呕吐吗? 下午您发热吗?"。

3 分:不能用通俗易懂的提问开头,一开始就以具体直接的问题提问,或用一些诱导性、诘难性、连续性提问。

1 分:常用诘难性、连续性或诱导性提问。

(六) 第六项——重复提问

有时为了核实资料,需要就同样的问题多问几次,重申要点。但无计划地重复提问可能会挫伤和谐的医患关系和失去患者的信任。

结合其他问诊技能,如归纳总结,将有助于减少重复提问;在静听与解释等技巧的使用时,也要避免不必要的重复提问。

评分标准:

5 分:为了阐明或总结偶尔重复提问或追问先前已提供的情况。例如,对大便带血的历史应说明其重要性,要求患者重复仔细描述。

3 分:很少重复提问,但是重复提问并非为了阐明或总结,而是由于遗忘了某些资料。

1 分:因无法记住已收集到的资料,而频繁重复提问。

(六) 第七项——小结和记录

每一项结束时进行小结具有以下目的:①唤起评估者的记忆以免忘记要问的问题;②让患者知道评估者如何理解他的病史;③提供机会核实患者所述病情,如"刚才您说您的下背痛深在而持续,而大腿外侧痛则比较表浅,对吗?"病史核实通常在小结时进行,但亦可用于难以插话的患者或力图使其专心倾听;④提供机会澄清所获信息。

评分标准:

5 分:在每一主要项目询问结束时(如现病史、既往史)能总结记录已获得的资料,力求核实和阐明所获得的资料，并确保没有遗漏重要的内容。

3分：有时在某一项询问结束时，也进行总结和记录，但不完全、不彻底。

1分：对任何所得的资料不总结，不记录。

（八）第八项——避免医学术语

术语即外行难懂的专业性用语或隐语，作为与患者交谈的一种技巧，必须用常人易懂的词语代替难懂的医学术语。

评分标准：

5分：不用医学名词或术语提问，语言简单易懂，适合于患者的文化程度。如果使用术语，必须立即向患者解释。

3分：偶尔使用医学术语，除非患者特殊要求，否则不进行解释。

1分：整个问诊都用医学术语又未进行解释。

（九）第九项——引证核实

为了收集到尽可能准确的病史，评估者应引证核实患者提供的信息。如果患者已有特定的诊断和用药，就应问明诊断是如何做出的及用药剂量。

评分标准：

5分：总是从患者的回答中去寻找特殊、有价值的证据，如患者说："我对青霉素过敏。"则追问"您怎么知道您过敏？过去您用青霉素时有哪些反应？"。

3分：有时从患者的回答中去寻找特殊、有价值的证据，但不是始终如一，虽有记录但不完整。

1分：不能从患者的回答中去寻找特殊、有价值的证据，只满足表面信息，也不进行记录。

（十）第十项——仪表和礼节

外表整洁有助于发展与患者的和谐关系，谦虚礼貌能获得患者的信任以致谈出原想隐瞒的敏感事情，也能鼓励患者提供其他有关的资料。

评分标准：

5分：服装整洁并包括头发、手和指甲，文明礼貌，患者感到温暖亲切。

3分：有时忽略了个人仪表和礼貌。

1分：不注意个人仪表和礼貌，如未用结束语即迅速离去，视为不礼貌。

（十一）第十一项——友善的举止

增进和谐关系的行为就是评估者如何使患者感到舒服的举止。适当的视线接触，也是问诊技能好坏的重要指标。适当的时候应微笑或赞许地点头示意，对患者不要设置任何障碍，交谈时应采取前倾姿势注意倾听。

评分标准：

5分：为安慰患者使用友好的眼神、大方的体语、适当的面部表情和语调，消除障碍物，使患者感到轻松自在，易于交流。

3分：用了一些有助于交流的举止，但不能自始至终，有少数举止不太恰当，如注视患者不够或障碍物未消除。

1分：未创造条件使患者能安然处之，举止太拘谨，或加插一些令人讨厌的举止（如脚不停地拍击地板或用铅笔敲纸），而且不注视患者的眼睛。

（十二）第十二项——赞扬与鼓励

该项是用以评价评估者如何妥善地运用一些语言行为，促使患者与自己合作，间断地给予鼓励，使患者受到鼓舞而积极提供信息。

评分标准：

5分：交流时断断续续给予一些赞扬性的肯定或反馈，如赞扬患者采取有益于身体健康的措施("您已经戒烟了,真是太好了")。赞扬语应该有特殊的内容,对患者的悲伤、痛苦能表示和理解,如"那您一定很困难""碰到这样的问题任何人都会生气的"等。

3分:既没有过分的赞扬或批评,也没有过多表示同情的言语举止,即使有也是不偏不倚的态度,不能增进交流。

1分:没有赞扬语,而持否定的态度或公开批评患者。

(十三) 第十三项——患者的看法

患者对自身所患疾病的看法对有效的诊断和治疗非常重要,患者对病因的信念和关注影响他叙述症状和对诊断的理解。

评分标准:

5分:能引出患者对疾病的看法,包括对病因的担心和对诊断的理解,特别要启发诱导出隐藏的忧虑。

3分:仅诱出部分看法,并表示有点关心。

1分:不问也不关心患者的看法。

(十四) 第十四项——关切疾病的影响

评估者应提及某些疾病会影响其自我形象,一个乳腺切除术的患者,自我形象会大不相同;一个患者心脏病发作后,应立即改变他的性生活和体力活动。这些都可能改变患者对自己的看法,评估者应深入探讨这些问题,消除患者的顾虑。

评分标准:

5分:能询问家庭情况,也谈疾病和治疗对患者本身、家庭成员生活方式和自我形象的影响。

3分:意识到疾病和治疗对患者本身、家庭成员生活方式的影响,但不能深入探讨其结果或只能解释对自我形象的部分影响。

1分:无法讲述疾病和治疗对患者本身、家庭成员生活方式和自我形象的影响。

(十五) 第十五项——关心支持和帮助的来源

鼓励患者设法寻找资助,包括家庭其它成员、朋友、工作单位等。

评分标准:

5分:关心患者现有的资助来源和帮助,包括个人、家庭和工作单位及其支持和帮助的可靠性。

3分:仅了解部分可得到的或不肯定的资助和帮助,或只了解了资助。

1分:不关心有无资助和帮助。

(十六) 第十六项——关心患者的期望

评估者应明白患者的期望,了解患者就诊的确切目的和要求,如以药物治疗和改变生活方式等为目的,就需要保持长期连续的医患关系,这需要评估者与患者协商决定。

评分标准:

5分:启发患者对医护人员的确切希望要求,正确判断其最感兴趣、最需要解决的问题,包括协商近期和远期的要求。

3分:仅启发出患者的部分期望,尽力了解患者感兴趣的问题,但不彻底。

1分:未能启发患者讲出他的愿望。

(十七) 第十七项——检查患者的理解程度

通常被认为不依从的患者其实是因为不理解你的意思,评估者可用巧妙而仔细的方法检查患者的理解程度。

评分标准：

5分：应用仔细而巧妙的方法有意识地检查患者是否理解，包括诊断、治疗及措施；检查方式包括：让患者重复所谈的内容，或提一些问题或让患者来示范检查。

3分：只泛泛地直接询问患者是否理解所谈的内容，而不用审慎的方式去验证。

1分：未评定患者的理解程度，也没有及时纠正患者的误解。

（十八）第十八项——承认经验不足

评估者应明白自己的知识水平与能够为患者提供帮助的需要是否相称，当自己不能提供足够的信息及适当的医嘱时，应承认自己经验不足。一旦患者问及自己不懂的问题时，应予以承认并立即设法为患者寻找答案。

评分标准：

5分：当无法回答患者的问题时，能承认自己经验不足，并立即积极设法查找答案。

3分：当无法回答患者的问题或意见时，能承认自己经验不足，但只有偶尔为患者查找答案。

1分：当无法回答患者的问题或意见时，回避问题或为满足患者欲望捏造答案，从不查找答案。

（十九）第十九项——鼓励患者提问

问诊时，让患者有机会提问是非常重要的，因为患者常有一些疑问需要再解释。

评分标准：

5分：鼓励患者对正在讨论的内容提问，并给予患者提出其他问题甚至与本次谈话无关问题的机会。

3分：给患者提问的机会，但既不鼓励也不阻止。

1分：根本不给患者提问的机会，甚至阻止患者提问。

（二十）第二十项——结束语

问诊结束时，以结束语暗示问诊结束，充分说明评估者的作用与义务。

评分标准：

5分：能明确地讲明今后的计划，包括评估者今后要做的和患者要做的事情。

3分：在会谈结束时，仅向患者讲了一部分计划。

1分：在会谈结束时，未告诉患者今后的打算，患者感到无所适从。

附：问诊技巧考核评分表

问诊考核评分表

姓名：　　　学号：　　　班级：　　　成绩：

序号	项目	分值	得分
1	组织安排	1～5	
2	时间顺序	1～5	
3	过渡语言	1～5	
4	问诊进度	1～5	
5	问题类型	1～5	
6	重复提问	1～5	
7	小结和记录	1～5	
8	避免医学术语	1～5	
9	引证核实	1～5	

续表

序号	项目	分值	得分
10	仪表和礼节	1~5	
11	友善的举止	1~5	
12	赞扬与鼓励	1~5	
13	患者的看法	1~5	
14	关切疾病的影响	1~5	
15	关心支持和帮助的来源	1~5	
16	关心患者的期望	1~5	
17	检查患者的理解程度	1~5	
18	承认经验不足	1~5	
19	鼓励患者提问	1~5	
20	结束语	1~5	
总分			

评估教师：

考核日期：

目标检测

病例分析

1. 患者，男性，71岁，于20年前开始于受凉、感冒后易出现咳嗽、咳痰，服药后症状减轻，以后每到冬季发作，10年前出现气喘，劳动力日渐下降，5年前出现下肢水肿，服利尿剂后水肿可减轻，1周前受凉后上述症状加重，气喘不能平卧，为进一步治疗门诊以慢性支气管炎收入院。

问题：

(1) 写出患者主诉。

(2) 患者咳嗽的性质是什么？他描述的完整吗？应该补充哪些？

(3) 对患者的气喘应该如何理解？

(4) 患者的水肿可能属于哪种类型？

(5) 患者是否存在心源性呼吸困难？如何从问诊中进一步深入了解？

2. 患者，男性，40岁，于昨日上午感上腹不适，烧灼感，以后出现恶心，呕出暗红色血液约1500ml，出现头晕、出汗、乏力、心慌。患病前曾有饮酒史。

(1) 写出患者主诉。

(2) 现病史中还有哪些描述不足？

(3) 判断患者的主要问题是什么？(说明患病系统、大概部位)

(4) 患者为什么出现头晕、出汗，可能还会出现什么？

(5) 既往史中还应注意到什么？

3. 按照问诊的内容要求，围绕患者以下主述，将如何进行患者现病史及相关病史内容的采集？

(1) 患者，男性，32岁，腹痛伴恶心、呕吐6小时急诊就诊。

(2) 患者，女性，30岁，发热、咳嗽、咳痰3日入院。

(3) 患者，男性，60岁，活动后气短1个月，加重1周入院。患者有高血压病史10年。

(4) 患者，女性，19岁，低热、盗汗、腹泻1个月入院。

(5) 患者，男性，34岁，腹痛、腹泻，伴呕吐2日入院。

(刘旭东)

考核二 全身体格检查考核

考核时要求学生衣装整齐，戴工作帽，每2位同学一组，相互配合进行体格检查，考核评分标准如下。

(一)一般状态体格检查考核标准

一般状态体格检查考核评分标准

姓名　　学号　　班级　　成绩

项目	项目总分	技术操作要求	评分等级				项目得分情况
			A	B	C	D	
评估	10	1. 询问患者健康史(4分)	4	3	2	1	
		2. 观察一般情况、意识状态等(2分)	2	1	0	0	
		3. 患者心理状态及合作情况(2分)	2	1	0	0	
		4. 环境及用物的评估(2分)	2	1	0	0	
准备质量标准	10	1. 护士准备:衣帽整洁,仪表端庄,态度和蔼,洗手(2分)	2	1	0	0	
		2. 用物准备:体温表、血压计、听诊器、皮尺、棉签、手电筒、弯盘、托盘(3分)	3	2	1	0	
		3. 患者准备:核对床号、姓名、解释目的、如何配合(3分)	3	2	1	0	
		4. 环境准备:安静、温暖、光线适宜、关门窗、置屏风(2分)	2	1	0	0	
操作质量标准	50	1. 核对患者(2分)	2	1	0	0	
		2. 解释目的,嘱其做好配合(3分)	3	2	1	0	
		3. 判断性别(2分)	2	1	0	0	
		4. 询问年龄(2分)	2	1	0	0	
		5. 测量体温:腋温法(3分)(汇报评估对象体温,判断误差0.1℃,扣1分)	3	2	1	0	
		6. 测脉搏:桡动脉测量法(4分)(汇报每分钟脉搏次数、是否规则,误差4次,扣1分)	4	3	2	1	
		7. 测呼吸(4分)(口述观察呼吸频率、节律、深浅度,判断误差2次,扣1分)	4	3	2	1	
		8. 测血压:测量并汇报评估对象血压(4分)	4	3	2	1	
		9. 评估发育与体型(3分)	3	2	1	0	
		10. 观察和测量营养状况(3分)	3	2	1	0	
		11. 观察意识状态(3分)	3	2	1	0	
		12. 语调与语态(3分)	3	2	1	0	
		13. 观察面容与表情:面容是否正常,表情是否自然(4分)	4	3	2	1	
		14. 体位(4分)	4	3	2	1	
		15. 观察姿势和步态(4分)	4	3	2	1	
		16. 安置患者,整理用物(2分)	2	1	0	0	
终末质量标准	10	1. 患者安置(2分)	2	1	0	0	
		2. 用物处置(3分)	3	2	1	0	
		3. 操作有效,达到目的(3分)	3	2	1	0	
		4. 洗手,记录(2分)	2	1	0	0	
理论评价	10	生命体征正常和异常临床意义、何谓意识障碍及分类、分度等(10分)	10	8	6	4	

续表

项目	项目总分	技术操作要求	评分等级				项目得分情况
			A	B	C	D	
总体评价	10	1. 爱伤观念(2分)	2	1	0	0	
		2. 职业防护意识(2分)	2	1	0	0	
		3. 操作熟练流畅(2分)	2	1	0	0	
		4. 护患沟通(2分)	2	1	0	0	
		5. 应变能力(2分)	2	1	0	0	
总分							

评估教师:

(二)皮肤、浅表淋巴结检查考核标准

皮肤、浅表淋巴结检查考核评分标准

姓名　　　学号　　　班级　　　成绩

项目	项目总分	技术操作要求	评分等级				项目得分情况
			A	B	C	D	
评估	10	1. 询问患者健康史(4分)	4	3	2	1	
		2. 观察一般情况、意识状态等(2分)	2	1	0	0	
		3. 患者心理状态及合作情况(2分)	2	1	0	0	
		4. 环境及用物的评估(2分)	2	1	0	0	
准备质量标准	10	1. 护士准备:衣帽整洁,仪表端庄,态度和蔼,洗手(2分)	2	1	0	0	
		2. 用物准备:棉签、大头针、皮尺、手电筒(3分)	3	2	1	0	
		3. 患者准备:核对床号、姓名、解释目的、如何配合(3分)	3	2	1	0	
		4. 环境准备:安静、温暖、光线适宜、关门窗、置屏风(2分)	2	1	0	0	
操作质量标准	50	1. 核对患者(2分)	2	1	0	0	
		2. 解释目的,嘱其做好配合(2分)	2	1	0	0	
		3. 评估皮肤时,应注意以下内容					
		(1)颜色(4分)	4	3	2	1	
		(2)湿度(4分)	4	3	2	1	
		(3)温度(2分)	2	1	0	0	
		(4)弹性(2分)	2	1	0	0	
		(5)水肿(4分)	4	3	2	1	
		(6)皮疹(4分)	4	3	2	1	
		(7)压疮(4分)	4	3	2	1	
		(8)皮肤及黏膜下出血(3分)	3	2	1	0	
		(9)蜘蛛痣与肝掌(3分)	3	2	1	0	
		4. 浅表淋巴结评估(10分):依次对评估对象浅表淋巴结:耳前、耳后、枕部、颌下、颏下、颈前、颈后、锁骨上窝、腋窝、滑车上、腹股沟、腘窝淋巴结进行触摸(每一部位遗漏或顺序颠倒扣1分)	10	8	6	4	

续表

项目	项目总分	技术操作要求	评分等级 A	B	C	D	项目得分情况
操作质量标准	50	5. 部位、大小、数量、硬度、压痛、活动度、有无粘连,局部皮肤有无红肿、瘢痕及瘘管等(边检查,边口述上述注意点)(4分)	4	3	2	1	
		6. 安置患者,整理用物(2分)	2	1	0	0	
终末质量标准	10	1. 患者安置(2分)	2	1	0	0	
		2. 用物处置(3分)	3	2	1	0	
		3. 操作有效,达到目的(3分)	3	2	1	0	
		4. 洗手,记录(2分)	2	1	0	0	
理论评价	10	发绀是如何产生的?其临床意义是什么?何谓蜘蛛痣(10分)	10	8	6	4	
总体评价	10	1. 爱伤观念(2分)	2	1	0	0	
		2. 职业防护意识(2分)	2	1	0	0	
		3. 操作熟练流畅(2分)	2	1	0	0	
		4. 护患沟通(2分)	2	1	0	0	
		5. 应变能力 (2分)	2	1	0	0	
总分							

评估教师:

(三)头面部检查考核标准

头面部检查考核评分标准

姓名　　学号　　班级　　成绩

项目	项目总分	技术操作要求	评分等级 A	B	C	D	项目得分情况
评估	10	1. 询问患者健康史(4分)	4	3	2	1	
		2. 观察一般情况、意识状态等(2分)	2	1	0	0	
		3. 患者心理状态及合作情况(2分)	2	1	0	0	
		4. 环境及用物的评估(2分)	2	1	0	0	
准备质量标准	10	1. 护士准备:衣帽整洁,仪表端庄,态度和蔼,洗手(2分)	2	1	0	0	
		2. 用物准备:体温表、血压计、听诊器、皮尺、棉签、手电筒、弯盘、托盘(3分)	3	2	1	0	
		3. 患者准备:核对床号、姓名、解释目的、如何配合(3分)	3	2	1	0	
		4. 环境准备:安静、温暖、光线适宜、关门窗、置屏风(2分)	2	1	0	0	
操作质量标准	50	1. 核对患者(2分)	2	1	0	0	
		2. 解释目的,嘱其做好配合(2分)	2	1	0	0	
		3. 按顺序检查以下内容					
		(1)头发检查:观察头发颜色、疏密度、有无脱发(3分)	3	2	1	0	
		(2)头皮检查观察有无头皮屑、头癣、炎症、外伤、血肿和瘢痕等(4分)	4	3	2	1	
		(3)观察头颅 大小、外型及有无异常运动(3分)	3	2	1	0	

续表

项目	项目总分	技术操作要求	评分等级				项目得分情况
			A	B	C	D	
操作质量标准	50	(4)眼检查					
		1)观察眼眉、眼睑、结膜、巩膜、角膜,有无异常(6分)	6	5	4	2	
		2)检查角膜反射(4分)	4	3	2	1	
		3)观察瞳孔形状和大小,两侧是否对称(8分)	8	6	4	2	
		4)瞳孔对光反射(4分)	4	3	2	1	
		(5)耳检查:外耳及乳突、听力有无异常(2分)	2	1	0	0	
		(6)鼻检查:观察鼻外形、鼻翼扇动、鼻出血、鼻腔分泌物、鼻窦有无压痛(3分)	3	2	1	0	
		(7)口腔检查					
		1)观察口唇、口腔黏膜色泽有无出血点及真菌感染(3分)	3	2	1	0	
		2)检查牙齿时应注意有无龋齿、缺齿、残根、义齿等,齿龈有无肿胀、溢脓,铅线(1分)	1	1	0	0	
		3)检查舌应注意舌苔、舌质、舌的运动(1分)	1	1	0	0	
		4)观察咽部有无充血红肿、扁桃体肿大(2分)	2	1	0	0	
		4. 安置患者,整理用物,记录(2分)	2	1	0	0	
终末质量标准	10	1. 患者安置(2分)	2	1	0	0	
		2. 用物处置(3分)	3	2	1	0	
		3. 操作有效,达到目的(3分)	3	2	1	0	
		4. 洗手,记录(2分)	2	1	0	0	
理论评价	10	瞳孔形状和大小的临床意义?扁桃体肿大的分度(10分)	10	8	6	4	
总体评价	10	1. 爱伤观念(2分)	2	1	0	0	
		2. 职业防护意识(2分)	2	1	0	0	
		3. 操作熟练流畅(2分)	2	1	0	0	
		4. 护患沟通(2分)	2	1	0	0	
		5. 应变能力(2分)	2	1	0	0	
总分							

评估教师:

(四)颈部检查考核标准

颈部检查考核评分标准

姓名　　　　学号　　　　班级　　　　成绩

项目	项目总分	技术操作要求	评分等级				项目得分情况
			A	B	C	D	
评估	10	1. 询问患者健康史(4分)	4	3	2	1	
		2. 观察一般情况、意识状态等(2分)	2	1	0	0	
		3. 患者心理状态及合作情况(2分)	2	1	0	0	
		4. 环境及用物的评估(2分)	2	1	0	0	

续表

项目	项目总分	技术操作要求	评分等级				项目得分情况
			A	B	C	D	
准备质量标准	10	1. 护士准备:衣帽整洁,仪表端庄,态度和蔼,洗手(2分)	2	1	0	0	
		2. 用物准备:听诊器、棉签、大头针、皮尺(3分)	3	2	1	0	
		3. 患者准备:核对床号、姓名、解释目的、如何配合(3分)	3	2	1	0	
		4. 环境准备:安静、温暖、光线适宜、关门窗、置屏风(2分)	2	1	0	0	
操作质量标准	50	1. 核对患者(2分)	2	1	0	0	
		2. 解释目的,嘱其做好配合(3分)	3	2	1	0	
		3. 按顺序评估颈部					
		(1)颈部外形与运动评估(6分),正常人颈部两侧对称,柔软,活动自如	6	5	3	2	
		(2)颈部血管评估					
		1)观察颈静脉怒张(5分)	5	4	3	2	
		2)颈动脉搏动(5分)	5	4	3	2	
		(3)甲状腺评估					
		1)视诊:观察甲状腺有无肿大及是否对称(4分)	4	3	2	1	
		2)触诊:如触到肿大的甲状腺,要注意其大小、两侧是否对称、质地、表面情况、有无结节及囊性感、压痛、震颤等(4分)	4	5	2	1	
		3)听诊:当触到肿大的甲状腺时,应以钟型听诊器直接放在肿大的甲状腺上进行听诊。甲状腺功能亢进时,可闻及低调的连续性静脉“嗡嗡”音(10分)	10	8	6	4	
		(4)评估气管是否居中;气管是否移位两侧距离不等(6分)	6	5	4	2	
		4. 安置患者,整理用物(3分)	3	2	1	0	
		5. 记录(2分)	2	1	0	0	
终末质量标准	10	1. 患者安置(2分)	2	1	0	0	
		2. 用物处置(3分)	3	2	1	0	
		3. 操作有效,达到目的(3分)	3	2	1	0	
		4. 洗手,记录(2分)	2	1	0	0	
理论评价	10	何谓颈静脉怒张?哪些原因可引起?气管移位常见哪些疾病(10分)	10	8	6	4	
总体评价	10	1. 爱伤观念(2分)	2	1	0	0	
		2. 职业防护意识(2分)	2	1	0	0	
		3. 操作熟练流畅(2分)	2	3	2	1	
		4. 护患沟通(2分)	2	1	0	0	
		5. 应变能力(2分)	2	1	0	0	
总分							

评估教师:

(五)胸壁、胸廓、乳房检查考核标准

胸壁、胸廓、乳房检查考核评分标准

姓名　　　　学号　　　　班级　　　　成绩

项目	项目总分	技术操作要求	评分等级				项目得分情况
			A	B	C	D	
评估	5	1. 患者一般情况:病情、意识、治疗等(2分)	2	1	0	0	
		2. 患者心理状态及合作情况(2分)	2	1	0	0	
		3. 环境及用物的评估(1分)	1	1	0	0	
准备质量标准	10	1. 护士准备:衣帽整齐,仪表端庄,洗手(2分)	2	1	0	0	
		2. 用物准备:皮尺(4分)	4	3	2	1	
		3. 患者准备:核对患者,说明目的,解释检查目的,嘱其做好配合(3分)	3	2	1	0	
		4. 环境准备:安静、温暖、光线明亮,关好门窗无对流风,必要时放置屏风(1分)	1	1	0	0	
操作质量标准	55	1. 检查顺序					
		(1)胸壁→胸廓→乳房(2分)	2	1	0	0	
		(2)前胸→两侧胸部→后背(2分)	2	1	0	0	
		2. 胸壁检查					
		(1)协助受检者取正确体位(4分)	4	3	2	1	
		(2)视诊					
		1)胸部体表主要骨骼标志(肋脊角、剑突、胸骨角、肋间隙)、主要垂直标志线(锁骨中线、腋前线、肩胛线)及主要自然陷窝(锁骨上窝、锁骨下窝、胸骨上窝、腋窝)(2分)	2	1	0	0	
		2)营养状态(2分)	2	1	0	0	
		3)皮肤(2分)	2	1	0	0	
		4)静脉 (2分)	2	1	0	0	
		5)肋间隙 (2分)	2	1	0	0	
		6)皮下气肿(2分)	2	1	0	0	
		(3)触诊:由上→下,左右对比,按压胸壁,按压胸骨(评估胸壁压痛、皮下气肿)(4分)	4	3	2	1	
		3. 胸廓检查					
		(1)协助受检者取正确体位,嘱其平静呼吸(2分)	2	1	0	0	
		(2)视诊					
		1)检查者从前、后、左、右对患者胸廓形态进行全面、详细的视诊检查(3分)	3	2	1	0	
		2)对比受检者胸廓左右两侧,观察前后径与左右径比例及胸廓形状(3分)	3	2	1	0	

续表

项目	项目总分	技术操作要求	评分等级				项目得分情况
			A	B	C	D	
操作质量标准	55	4. 乳房检查					
		(1)检查时间:月经正常的妇女最佳时间在月经来潮后第9~11天,其他时间也可以(1分)	1	1	0	0	
		(2)协助受检者取正确体位(2分)	2	1	0	0	
		(3)视诊:乳房的外观					
		1)对称性(1分)	1	1	0	0	
		2)位置(1分)	1	1	0	0	
		3)外形(1分)	1	1	0	0	
		4)乳房皮肤:正常、发红、水肿、回缩(1分)	1	1	0	0	
		5)乳头:位置、大小、对称性,是否有倒置或内陷,异常分泌物(1分)	1	1	0	0	
		6)乳晕(1分)	1	1	0	0	
		7)腋窝和锁骨上窝有无红肿、包块、溃疡、瘘管和瘢痕(1分)	1	1	0	0	
		(4)触诊:乳房触诊的操作方法					
		1)检查者应将示指、中指和环指并拢,用指腹进行触诊(4分)	4	3	2	1	
		2)检查顺序					
		A. 健侧→患侧(1分)	1	1	0	0	
		B. 单侧乳房检查顺序(1分)	1	1	0	0	
		3)检查同时应注意					
		A. 硬度和弹性(1分)	1	1	0	0	
		B. 压痛(1分)	1	1	0	0	
		包块如触及乳房包块应注意以下特征:①部位;②大小;③数目;④外形;⑤硬度;⑥压痛;⑦活动度(5分)	5	4	3	2	
终末质量标准	10	1. 患者安置(2分)	2	1	0	0	
		2. 用物处置(3分)	3	2	1	0	
		3. 操作有效,达到目的(3分)	3	2	1	0	
		4. 洗手,记录(2分)	2	1	0	0	
理论评价	10	操作目的、注意事项、适应证、禁忌证等(10分)	10	8	6	4	
总体评价	10	1. 爱伤观念(2分)	2	1	0	0	
		2. 职业防护意识(2分)	2	1	0	0	
		3. 操作熟练流畅(2分)	2	1	0	0	
		4. 护患沟通(2分)	2	1	0	0	
		5. 应变能力(2分)	2	1	0	0	
总分							

评估教师:

(六)肺部检查考核标准

肺部检查考核评分标准

姓名　　　　学号　　　　班级　　　　成绩

项目	项目总分	技术操作要求	评分等级 A	B	C	D	项目得分情况
评估	5	1. 患者一般情况:病情、意识、治疗等(2分)	2	1	0	0	
		2. 患者心理状态及合作情况(2分)	2	1	0	0	
		3. 环境及用物的评估(1分)	1	1	0	0	
准备质量标准	10	1. 护士准备:衣帽整齐,仪表端庄,洗手(2分)	2	1	0	0	
		2. 用物准备:皮尺、有秒针的表、听诊器(4分)	4	3	0	0	
		3. 患者准备:核对患者,说明目的,解释检查目的,嘱其做好配合(3分)	3	2	1	0	
		4. 环境准备:安静、温暖、光线明亮,关好门窗无对流风,必要时放置屏风(1分)	1	1	0	0	
操作质量标准	55	1. 评估对象取正确体位(5分)	5	4	3	2	
		2. 视诊					
		(1)判断主要呼吸形式(3分)	3	2	1	0	
		(2)测出呼吸频率(3分)	3	2	1	0	
		(3)描述呼吸节律(3分)	3	2	1	0	
		3. 触诊					
		(1)胸部(廓)扩张度双手触诊方法(3分)	3	2	1	0	
		(2)语音震颤(3分)	3	2	1	0	
		(3)胸膜摩擦感(3分)	3	2	1	0	
		4. 叩诊:直接叩诊→间接叩诊					
		(1)直接叩诊手指动作、方法、顺序(4分)	4	3	2	1	
		(2)间接叩诊:手指动作、方法、顺序(7分)	7	6	4	3	
		(3)叩肺下界移动度(5分)	5	4	3	2	
		5. 听诊					
		(1)听诊方法、顺序(5分)	5	4	3	2	
		(2)肺部四种主要听诊音的名称					
		1)正常呼吸音(2分)	2	1	0	0	
		2)异常呼吸音(3分)	3	1	0	0	
		3)啰音(3分)	3	1	0	0	
		4)胸膜摩擦音(3分)	3	1	0	0	
终末质量标准	10	1. 患者安置(2分)	2	1	0	0	
		2. 用物处置(3分)	3	2	1	0	
		3. 操作有效,达到目的(3分)	3	2	1	0	
		4. 洗手,记录(2分)	2	1	0	0	
理论评价	10	操作目的、注意事项、适应证、禁忌证等(10分)	10	8	6	4	

续表

项目	项目总分	技术操作要求	评分等级				项目得分情况
			A	B	C	D	
总体评价	10	1. 爱伤观念(2分)	2	1	0	0	
		2. 职业防护意识(2分)	2	1	0	0	
		3. 操作熟练流畅(2分)	2	1	0	0	
		4. 护患沟通(2分)	2	1	0	0	
		5. 应变能力(2分)	2	1	0	0	
总分							

评估教师：

(七) 心脏检查考核标准

心脏检查考核评分标准

姓名　　　　学号　　　　班级　　　　成绩

项目	项目总分	技术操作要求	评分等级				项目得分情况
			A	B	C	D	
评估	5	1. 患者一般情况：病情、意识、治疗等	2	1	0	0	
		2. 患者心理状态及合作情况	2	1	0	0	
		3. 环境及用物的评估	1	1	0	0	
准备质量标准	10	1. 护士准备：衣帽整齐，仪表端庄，洗手(2分)	2	1	0	0	
		2. 用物准备：皮尺、有秒针的表、听诊器(4分)	4	3	2	1	
		3. 患者准备：核对患者，说明目的，解释检查目的，嘱其做好配合(3分)	3	2	1	0	
		4. 环境准备：安静、温暖、光线明亮，关好门窗无对流风，必要时放置屏风(1分)	1	1	0	0	
操作质量标准	55	1. 协助评估对象取正确体位(4分)	4	3	2	1	
		2. 视诊					
		(1)心脏视诊方法(4分)	4	3	2	1	
		(2)观察三个主要内容，并指出其部位					
		1)指出心尖搏动并能描述其部位正确(2分)	2	1	0	0	
		2)能提到还可观察心前区隆起与凹陷(2分)	2	1	0	0	
		3)能提到可观察心前区异常搏动(2分)	2	1	0	0	
		3. 触诊					
		(1)触诊手法正确(4分)	4	3	2	1	
		(2)在心尖搏动区(可用单一示指指腹)确认心尖搏动，并描述搏动所在体表位置(2分)	2	1	0	0	
		(3)触诊震颤、心包摩擦感(2分)	2	1	0	0	
		4. 叩诊					
		(1)叩诊手法、姿势正确(4分)	4	3	2	1	

续表

项目	项目总分	技术操作要求	评分等级				项目得分情况
			A	B	C	D	
操作质量标准	55	(2)心脏叩诊顺序正确(4分)	4	3	2	1	
		(3)叩出正常心浊音界,并在胸廓体表量出心浊音界(7分)	7	6	4	3	
		5. 听诊					
		(1)将听诊器听件放置心脏瓣膜各听诊区正确位置(6分)	6	5	4	2	
		(2)听诊顺序正确:二尖瓣区→肺动脉区→主动脉区→主动脉第二听诊区→三尖瓣区(2分)	2	1	0	0	
		(3)能表达心脏听诊主要内容心率、心律、正常心音、心音改变、心脏杂音、心包摩擦音等(10分)	10	8	6	4	
终末质量标准	10	1. 患者安置(2分)	2	1	0	0	
		2. 用物处置(3分)	3	2	1	0	
		3. 操作有效,达到目的(3分)	3	2	1	0	
		4. 洗手,记录(2分)	2	1	0	0	
理论评价	10	操作目的、注意事项、适应证、禁忌证等(10分)	10	8	6	4	
总体评价	10	1. 爱伤观念(2分)	2	1	0	0	
		2. 职业防护意识(2分)	2	1	0	0	
		3. 操作熟练流畅(2分)	2	1	0	0	
		4. 护患沟通(2分)	2	1	0	0	
		5. 应变能力(2分)	2	1	0	0	
总分							

评估教师:

(八)腹部检查考核标准

腹部检查考核评估标准

姓名　　　学号　　　班级　　　成绩

项目	项目总分	技术操作要求	评分等级				项目得分情况
			A	B	C	D	
评估	10	1. 询问患者健康史(4分)	4	3	2	1	
		2. 观察一般情况、意识状态等(2分)	2	1	0	0	
		3. 患者心理状态及合作情况(2分)	2	1	0	0	
		4. 环境及用物的评估(2分)	2	1	0	0	
准备质量标准	10	1. 护士准备:衣帽整洁,仪表端庄,态度和蔼,洗手(2分)	2	1	0	0	
		2. 用物准备:听诊器、棉签、大头针、皮尺(3分)	3	2	1	0	
		3. 患者准备:核对床号、姓名、解释目的、如何配合(3分)	3	2	1	0	
		4. 环境准备:安静、温暖、光线适宜、关门窗、置屏风(2分)	2	1	0	0	
操作质量标准	50	1. 核对患者(2分)	2	1	0	0	
		2. 解释目的,嘱其做好配合(2分)	2	1	0	0	

续表

项目	项目总分	技术操作要求	评分等级 A	B	C	D	项目得分情况
操作质量标准	50	3. 按顺序对腹部进行评估					
		(1)体位(4分)	4	3	2	1	
		(2)视诊内容有:腹部外形、呼吸运动、腹壁静脉是否曲张、有无胃肠型和蠕动波(6分)	6	5	4	2	
		(3)腹部听诊:肠鸣音、振水音(6分)	6	5	4	2	
		(4)腹部触诊					
		1)正确检查腹部有无腹壁紧张度(4分)	4	3	2	1	
		2)正确检查腹部有无压痛与反跳痛、胆囊点、阑尾点(6分)	6	5	4	2	
		3)肝、胆囊检查(2分)	2	1	0	0	
		4)脾检查(2分)	2	1	0	0	
		5)膀胱检查(2分)	2	1	0	0	
		(注意:边检查边口述腹部触诊的注意点)					
		(5)叩诊:腹部的叩诊音、肝界的确定、肝区及胆囊叩击痛、腹水的叩诊、肋脊角叩击痛、膀胱叩诊(8分)	8	6	5	3	
		4. 安置患者,整理用物(4分)	4	3	2	1	
		5. 记录(2分)	2	1	0	0	
终末质量标准	10	1. 患者安置(2分)	2	1	0	0	
		2. 用物处置(3分)	3	2	1	0	
		3. 操作有效,达到目的(3分)	3	2	1	0	
		4. 洗手,记录(2分)	2	1	0	0	
理论评价	10	肝触诊的注意点有哪些?何谓移动性浊音?其临床意义(10分)	10	8	6	4	
总体评价	10	1. 爱伤观念(2分)	2	1	0	0	
		2. 职业防护意识(2分)	2	1	0	0	
		3. 操作熟练流畅(2分)	2	3	2	1	
		4. 护患沟通(2分)	2	1	0	0	
		5. 应变能力(2分)	2	1	0	0	
总分							

评估教师:

(九)肛门、直肠和生殖器检查考核标准

肛门、直肠和生殖器检查考核评分标准

姓名　　学号　　班级　　成绩

项目	项目总分	技术操作要求	评分等级 A	B	C	D	项目得分情况
评估	5	1. 患者一般情况:病情、意识、治疗等(2分)	2	1	0	0	
		2. 患者心理状态及合作情况(2分)	2	1	0	0	
		3. 环境及用物的评估(1分)	1	1	0	0	

续表

项目	项目总分	技术操作要求	评分等级				项目得分情况
			A	B	C	D	
准备质量标准	10	1. 护士准备:衣帽整齐,仪表端庄,洗手(2分)	2	1	0	0	
		2. 用物准备:无菌手套一副、润滑剂(4分)	4	3	2	1	
		3. 患者准备:核对患者,说明目的,解释检查目的。嘱其做好配合(3分)	3	2	1	0	
		4. 环境准备:安静、温暖、光线明亮,关好门窗无对流风,必要时放置屏风(1分)	1	1	0	0	
操作质量标准	55	1. 协助受检者取体位(5分)	5	4	3	2	
		2. 视诊:观察肛门及其周围皮肤与皱褶					
		(1)正常表现(6分)	6	5	4	2	
		(2)异常表现:①皮肤损伤;②脓血;③黏液;④肛裂;⑤瘢痕;⑥外痔;⑦瘘管口;⑧溃疡;⑨脓肿(10分)	10	8	6	4	
		3. 触诊					
		(1)肛外指检(10分)	10	8	6	4	
		(2)肛内指检					
		1)肛门及括约肌的紧张度(8分)	8	6	5	3	
		2)肛管及直肠的内壁情况:压痛、光滑度、硬度、搏动感(8分)	8	6	5	3	
		3)男性前列腺及精囊,女性子宫颈、子宫和输卵管(8分)	8	6	5	3	
终末质量标准	10	1. 患者安置(2分)	2	1	0	0	
		2. 用物处置(3分)	3	2	1	0	
		3. 操作有效,达到目的(3分)	3	2	1	0	
		4. 洗手,记录(2分)	2	1	0	0	
理论评价	10	操作目的、注意事项、适应证、禁忌证等(10分)	10	8	6	4	
总体评价	10	1. 爱伤观念(2分)	2	1	0	0	
		2. 职业防护意识(2分)	2	1	0	0	
		3. 操作熟练流畅(2分)	2	1	0	0	
		4. 护患沟通(2分)	2	1	0	0	
		5. 应变能力(2分)	2	1	0	0	
总分							

评估教师:

(十)脊柱与四肢检查考核标准

脊柱与四肢检查考核评分标准

姓名　　　学号　　　班级　　　成绩

项目	项目总分	技术操作要求	评分等级				项目得分情况
			A	B	C	D	
评估	10	1. 患者一般情况:病情、意识、治疗等(4分)	4	3	2	1	
		2. 患者心理状态及合作情况(3分)	3	2	1	0	
		3. 环境及用物的评估(3分)	3	2	1	0	

续表

项目	项目总分	技术操作要求	评分等级				项目得分情况
			A	B	C	D	
准备质量标准	10	1. 评估对象准备:核对患者,说明目的,解释检查目的。患者取舒适体位,或配合检查采用相应体位(3分)	3	2	1	0	
		2. 护士准备:衣帽整齐,仪表端庄,洗手(2分)	2	1	0	0	
		3. 用物准备:叩诊锤、记录本和笔(3分)	3	2	1	0	
		4. 环境准备:温暖、舒适、光线明亮,关好门窗,无对流风(2分)	2	1	0	0	
操作质量标准	50	按顺序逐一检查以下内容:					
		1. 脊柱活动度评估方法:嘱评估对象做前屈、后伸、侧弯及旋转动作,即可观察到脊柱活动度及有无异常改变,评估时可与正常人进行对比(6分)	5	4	3	2	
		2. 脊柱弯曲度评估对象坐位或直立位,双臂自然下垂,以手指沿脊柱棘突以适当压力自上而下划,致皮肤呈一红色充血线,以此观察脊柱有无侧弯(6分)	5	4	3	2	
		3. 脊柱压痛和叩击痛					
		(1)压痛:评估对象取端坐位,身体稍前倾,评估者以右手拇指自上而下逐个按压棘突及椎旁肌肉(6分)	5	4	3	2	
		(2)叩击痛:①直接叩诊法,用叩诊锤或中指直接叩击各椎体棘突,观察有无疼痛;②间接叩诊法,评估对象坐位,评估者用左手掌置于评估对象头顶,右手半握拳以小鱼际部叩击左手背。如脊柱有病变,相应部位会出现疼痛,称脊柱传导痛(10分)	7	5	3	2	
		4. 四肢与关节评估方法:评估以视诊和触诊为主,从上到下,左右对称。形态——视诊;关节活动度——视诊+触诊					
		(1) 肩关节检查(4分)	4	3	2	1	
		(2) 肘关节检查(4分)	4	3	2	1	
		(3) 腕关节检查(4分)	4	3	2	1	
		(4) 指关节检查(4分)	4	3	2	1	
		(5) 髋关节检查(4分)	4	3	2	1	
		(6) 膝关节检查(4分)	4	3	2	1	
		(7) 踝关节检查(4分)	4	3	2	1	
终末质量标准	10	1. 患者安置(2分)	2	1	0	0	
		2. 用物处置(3分)	3	2	1	0	
		3. 操作有效,达到目的(3分)	3	2	1	0	
		4. 洗手,记录(2分)	2	1	0	0	
理论评价	10	评估目的(2分)	2	1	0	0	
		正常表现(3分)	3	2	1	0	
		异常表现及其临床意义(5分)	5	4	3	2	
总体评价	10	1. 爱伤观念(2分)	2	1	0	0	
		2. 职业防护意识(2分)	2	1	0	0	
		3. 操作熟练流畅(2分)	2	1	0	0	
		4. 护患沟通(2分)	2	1	0	0	
		5. 应变能力(2分)	2	1	0	0	
总分							

评估教师:

(十一)生理反射检查考核标准

生理反射检查考核评分标准

姓名　　　　学号　　　　班级　　　　成绩

项目	项目总分	技术操作要求	评分等级				项目得分情况
			A	B	C	D	
评估	10	1. 患者一般情况:病情、意识、治疗等(4 分)	4	3	2	1	
		2. 患者心理状态及合作情况(3 分)	3	2	1	0	
		3. 环境及用物的评估(3 分)	3	2	1	0	
准备质量标准	10	1. 评估对象准备:核对患者,说明目的,解释检查目的。患者取舒适体位,或配合检查采用相应体位(3 分)	3	2	1	0	
		2. 护士准备:衣帽整齐,仪表端庄,洗手(2 分)	2	1	0	0	
		3. 用物准备:棉签、叩诊锤、记录本和笔(3 分)	3	2	1	0	
		4. 环境准备:温暖、舒适、光线明亮,关好门窗,无对流风(2 分)	2	1	0	0	
操作质量标准	50	按顺序逐一检查以下内容:					
		1. 浅反射					
		(1)角膜反射:嘱评估对象眼睛向内上方注视,评估者用棉絮轻触角膜外缘,该侧眼睑立刻闭合,为直接角膜反射;刺激一侧角膜,对侧眼睑也闭合,为间接角膜反射(5 分)	5	4	3	2	
		(2)腹壁反射(上胸髓 7 ~ 8 节段;中胸髓 9 ~ 10 节段;下胸髓 11 ~ 12 节段):评估对象仰卧,双下肢略屈曲使腹壁松弛,用钝头竹签按上,中,下三个部位轻划腹壁皮肤(5 分)	5	4	3	2	
		(3)提睾反射(腰髓 1 ~ 2 节段)(对象为男性):用钝头竹签沿大腿内侧上方,由下往上轻划大腿皮肤(3 分)	3	2	1	0	
		(4)跖反射(骶髓 1 ~ 2 节段):患者仰卧,髋及膝关节伸直。评估者手持评估对象踝部,用钝头竹签沿足底外侧,划向小趾根部转向内侧(5 分)	5	4	3	2	
		2. 深反射 (1)肱二头肌反射(颈髓 5 ~ 6 节段):评估者以左手托住评估对象肘部,使前臂屈曲 90°,将拇指置于肱二头肌腱上,右手持叩诊锤叩击拇指指甲(8 分)	8	6	5	3	
		(2)肱三头肌反射(颈髓 7 ~ 8 节段):评估者左手托住评估对象肘部,嘱其前臂屈曲,用叩诊锤叩击尺骨鹰嘴上方的肱三头肌肌腱(8 分)	8	6	5	3	
		(3)膝腱反射(腰髓 2 ~ 4 节段):坐位时,评估对象小腿完全松弛下垂,或仰卧时评估者以左手托起其膝关节使之屈曲 120°,右手持叩诊锤叩股四头肌肌腱(8 分)	8	6	5	3	
		(4)跟腱反射(骶髓 1 ~ 2 节段):仰卧位时,使评估对象屈髋屈膝,下肢外展外旋,评估者使评估对象足部背屈过伸,叩击跟腱(8 分)	8	6	5	3	
终末质量标准	10	1. 患者安置(3 分)	3	2	1	0	
		2. 用物处置(2 分)	2	1	0	0	
		3. 操作有效,达到目的(2 分)	2	1	0	0	
		4. 洗手,记录(3 分)	3	2	1	0	

续表

项目	项目总分	技术操作要求	评分等级				项目得分情况
			A	B	C	D	
理论评价	10	1. 评估目的(2分)	2	1	0	0	
		2. 正常表现(3分)	3	2	1	0	
		3. 异常表现及其临床意义(5分)	5	4	3	2	
总体评价	10	1. 爱伤观念(2分)	2	1	0	0	
		2. 职业防护意识(2分)	2	1	0	0	
		3. 操作熟练流畅(2分)	2	1	0	0	
		4. 护患沟通(2分)	2	1	0	0	
		5. 应变能力(2分)	2	1	0	0	
总分							

评估教师:

(十二)肌力、肌张力、共济运动检查考核标准

肌力、肌张力、共济运动检查考核评分标准

姓名　　　学号　　　班级　　　成绩

项目	项目总分	技术操作要求	评分等级				项目得分情况
			A	B	C	D	
评估	10	1. 患者一般情况:病情、意识、治疗等(4分)	4	3	2	1	
		2. 患者心理状态及合作情况(3分)	3	2	1	0	
		3. 环境及用物的评估(3分)	3	2	1	0	
准备质量标准	10	1. 评估对象准备:核对患者,说明目的,解释检查目的。患者取舒适体位,或配合检查采用相应体位(3分)	3	2	1	0	
		2. 护士准备:衣帽整齐,仪表端庄,洗手(2分)	2	1	0	0	
		3. 用物准备:记录本和笔(3分)	3	2	1	0	
		4. 环境准备:温暖、舒适、光线明亮,关好门窗,无对流风(2分)	2	1	0	0	
操作质量标准	50	按顺序逐一检查以下内容:					
		1. 肌力 (1)手部肌力检查:患者握拳,评估者把持其拳向该手的腹侧旋转,评估对象用力阻抗。患者用力握检查者的手掌,检查者用力抽拔。患者用力伸开五指,评估者以拇指和中指测试各指间的展力。患者五个手指的指尖握持评估者的拇指,检查者用力抽拔。由以上测定患者手部的肌力(5分)	5	4	3	2	
		(2)上肢肌力检查:患者屈曲上肢,评估者向相反方向拉动其前臂,检查上肢屈肌的力量;或相反让患者伸直上肢,评估者蜷曲其前臂,以测定上肢伸肌的肌力(5分)	5	4	3	2	
		(3)下肢肌力检查:患者仰卧,将下肢抬离床面,评估者用适当力量下压患者下肢,测定下肢伸肌的肌力;或患者仰卧,用力屈髋曲膝,评估者向上拉动患者小腿,测定下肢屈肌的肌力(5分)	5	4	3	2	

续表

项目	项目总分	技术操作要求	评分等级 A	B	C	D	项目得分情况
操作质量标准	50	2. 肌张力：嘱患者放松肢体，触摸肌肉的硬度。被动运动其肢体，体会肢体的抵抗强弱。观察有无关节过屈、过伸现象。做肘关节、膝关节屈伸活动检查，以了解上肢、下肢肌张力(8分)	8	6	5	3	
		3. 共济运动					
		(1)指鼻试验：嘱评估对象手臂伸直外展，以示指触鼻尖，先慢后快，先睁眼后闭眼反复进行(5分)	5	4	3	2	
		(2)指指运动：评估者和患者同时伸出示指，嘱患者以示指触碰检查者的示指，先快后慢，先睁眼、后闭眼，双侧对比，观察患者能否迅速、准确地完成动作(5分)	5	4	3	2	
		(3)跟-膝-胫试验：评估对象取仰卧位，抬起一侧下肢将足置于另一侧膝部下端，再沿胫骨直线下移，先睁眼后闭眼反复进行(6分)	6	5	4	2	
		(4)轮替运动：嘱评估对象伸直手掌做快速旋前旋后动作(5分)	5	4	3	2	
		(5)闭目难立征：嘱评估对象闭目双足并拢站立，双手向前平伸(6分)	6	5	3	2	
终末质量标准	10	1. 患者安置(3分)	3	2	1	0	
		2. 用物处置(2分)	2	1	0	0	
		3. 操作有效，达到目的(2分)	2	1	0	0	
		4. 洗手，记录(3分)	3	2	1	0	
理论评价	10	1. 评估目的(2分)	2	1	0	0	
		2. 正常表现(3分)	3	2	1	0	
		3. 异常表现及其临床意义(5分)	5	4	3	2	
总体评价	10	1. 爱伤观念(2分)	2	1	0	0	
		2. 职业防护意识(2分)	2	1	0	0	
		3. 操作熟练流畅(2分)	2	1	0	0	
		4. 护患沟通(2分)	2	1	0	0	
		5. 应变能力(2分)	2	1	0	0	
总分							

评估教师：

（十三）病理反射与脑膜刺激征检查考核标准

病理反射与脑膜刺激征检查考核评分标准

姓名　　　学号　　　班级　　　成绩

项目	项目总分	技术操作要求	评分等级 A	B	C	D	项目得分情况
评估	10	1. 患者一般情况：病情、意识、治疗等(4分)	4	3	2	1	
		2. 患者心理状态及合作情况(3分)	3	2	1	0	
		3. 环境及用物的评估(3分)	3	2	1	0	

续表

项目	项目总分	技术操作要求	评分等级				项目得分情况
			A	B	C	D	
准备质量标准	10	1. 受检者准备：核对患者，说明目的，解释检查目的。患者取舒适体位，或配合检查采用相应体位(3分)	3	2	1	0	
		2. 护士准备：衣帽整齐，仪表端庄，洗手(2分)	2	1	0	0	
		3. 用物准备：棉签、记录本和笔(3分)	3	2	1	0	
		4. 环境准备：温暖、舒适、光线明亮，关好门窗，无对流风(2分)	2	1	0	0	
操作质量标准	50	按顺序逐一检查以下内容：					
		1. 病理反射					
		(1)霍夫曼征(Hoffmann sign)：评估者左手握住患者的腕关节，右手示指和中指夹住患者的中指，用拇指迅速弹拨其中指指甲(10分)	10	8	6	4	
		(2)巴宾斯基征(Babinski sign)：用扣诊锤手柄的尖端或棉签杆等，在足底外侧向前轻划至小趾跟部再转向内侧(10分)	10	8	6	4	
		2. 脑膜刺激征					
		(1)颈强直：评估对象仰卧，评估者以一手托评估对象枕部，另一手置于胸前做屈颈动作(10分)	10	8	6	4	
		(2)克尼格(Kernig)征：评估对象仰卧，评估者先将其髋关节屈成直角，再用手抬高小腿(10分)	10	8	6	4	
		(3)布鲁津斯基(Brudzinski)征：评估对象仰卧，下肢自然伸直，评估者一手托评估对象枕部，另一手置于其胸前，头前屈(10分)	10	8	6	4	
终末质量标准	10	1. 患者安置(3分)	3	2	1	0	
		2. 用物处置(2分)	2	1	0	0	
		3. 操作有效，达到目的(2分)	2	1	0	0	
		4. 洗手，记录(3分)	3	2	1	0	
理论评价	10	1. 评估目的(2分)	2	1	0	0	
		2. 正常表现(3分)	3	2	1	0	
		3. 异常表现及其临床意义(5分)	5	4	3	2	
总体评价	10	1. 爱伤观念(2分)	2	1	0	0	
		2. 职业防护意识(2分)	2	1	0	0	
		3. 操作熟练流畅(2分)	2	1	0	0	
		4. 护患沟通(2分)	2	1	0	0	
		5. 应变能力(2分)	2	1	0	0	
总分							

评估教师：

目标检测

1. 全身体格检查要遵循哪些基本原则？
2. 为患者实施体格检查前应做好哪些准备工作？
3. 患者的一般状态检查包括哪些内容？
4. 皮肤评估主要评估哪些方面？
5. 怎样鉴别皮疹、出血点与蜘蛛痣？
6. 蜘蛛痣和肝掌见于哪些疾病？其发生机制是

什么？

7. 局部淋巴结肿大见于哪些情况？全身淋巴结肿见于哪些情况？
8. 正常瞳孔大小是多少？瞳孔扩大与缩小见于哪些情况？若瞳孔不等大不等圆则提示什么？
9. 扁桃体肿大如何分度？
10. 颈静脉怒张见于哪些情况？
11. 甲状腺肿大分为几度？甲状腺肿大常见的原因是什么？
12. 若检查发现患者气管位置偏移提示什么？
13. 正常胸廓形状是怎样的？临床有哪些异常的胸廓外形呢？
14. 胸部检查时一侧触觉语颤增强有何意义？若是减弱呢？
15. 胸部叩诊会发出哪几种叩诊音？
16. 肺部听诊的内容有哪些？
17. 正常呼吸音有哪些类型？各自分布的位置在哪里？
18. 肺部听诊过程中，若听到干、湿啰音，分别提示什么？你知道它们产生的原因吗？
19. 胸膜摩擦音与心包摩擦音有何区别？
20. 心脏检查主要包括哪些内容？
21. 心尖搏动点位置发生改变的病理意义包括哪些？
22. 心脏触诊若触及震颤提示什么？
23. 心脏杂音的发生机制是什么？功能性与器质性心脏杂音的评估要点有哪些？
24. 有震颤一定有心脏杂音吗？有杂音一定有震颤吗？
25. 患者，男性，68 岁，冠心病 15 年，近 1 年活动后易发生心悸、气短，请你为该患者评估心功能等级。他可能存在什么护理问题？
26. 正常脉压是多少？脉压增大和减少分别提示什么？
27. 门静脉高压导致的腹壁静脉曲张与上下腔静脉阻塞导致的腹壁静脉曲张在临床表现上有何区别？
28. 检查一腹壁静脉曲张患者，脐以上血流方向由下至上，脐以下血流由上至下。你认为该患者最有可能发生了什么问题？
29. 正常人肠鸣音每分钟几次？什么是肠鸣音活跃和肠鸣音亢进？出现这些表现提示什么？
30. 腹部叩诊主要是什么声音？移动性浊音阳性提示什么？
31. 浅部触诊与深部触诊在方法和目的上的区别何在？
32. 腹部触诊时评估到板状腹和揉面感分别提示什么？
33. 何谓腹膜刺激征？反跳痛阳性提示什么？
34. 肝正常上下界是多少厘米？如肝大提示什么？
35. 深吸气时触诊发现脾大，该脾已达肋弓下缘 3cm，但还未达到脐水平线，请问该脾属于几度肿大？
36. 脊柱活动度较大的两个部分是什么？
37. 若发现患者有杵状指(趾)，提示什么？
38. 患者，女性，20 岁，双上肢可主动抬起，但抵抗阻力的能力较正常低一些，双下肢在床上可水平移动，但不能抬起。请你为该患者做肌力评估。
39. 神经反射检查包括哪些？病理反射阳性提示什么？
40. 脑膜刺激征的评估由哪些内容组成？若表现为阳性提示什么？

（刘旭东）

考核三 心电图检查考核

【目的要求】

1. 熟练进行心电图机导联的连接操作、描记心电图。
2. 识别一个导联心动周期各波、段和间期名称。
3. 说出正常心电图各波、段、间期的正常值。
4. 能分析出常见心律失常类型的心电图。

【心电图检查操作评分标准】

项目			项目分数	要求	评分等级 A	B	C	D	实际得分
评估			10	认真收集患者有关资料	5	3	1	0	
				认真检查器械的性能及配置	5	3	1	0	
计划实施	准备工作		10	仪表符合要求	3	2	1	0	
				按需备物,放置合理	3	2	1	0	
				向患者解释目的清楚,取得患者合作,胸前皮肤清洁	4	3	2	1	
	操作过程	连接导联	20	开机方式正确 导线连接恰当,导联位置正确,电极粘贴牢固,应用导电液	20	15	10	8	
		描记心电图	10	熟悉机器性能 操作轻巧恰当,正确 熟练描记出心电图	10	8	6	4	
		分析结果	35	快速识别一个导联心动周期各波、段和间期名称,能熟练的掌握心电图各波、段、间期的正常值,能分析出心律失常的心电图结果	35	30	25	2	
整理			5	询问患者感受,妥善安置患者 床单位整洁,物品放置合理	5	4	3	2	
评价			10	患者无不良反应 操作熟练,轻巧,关心爱护患者,沟通有效	10	8	6	4	
总分									

备注:备物5分钟,超时1分钟扣1分

评估教师:

(刘文慧)

目标检测选择题参考答案

第一章

1. D　2. B　3. B　4. E　5. B　6. D　7. E　8. C　9. C　10. D

第二章

实训一

1. B　2. C　3. B　4. E　5. D　6. C　7. A　8. B　9. E　10. B　11. C　12. B C D E

实训二

1. C　2. B　3. D　4. D　5. D　6. E　7. B　8. E　9. C　10. A　11. B　12. A　13. B　14. E　15. B　16. D　17. E　18. D　19. C　20. E　21. A　22. B　23. C　24. A　25. C　26. A　27. ABC　28. A C D E　29. A B C D E　30. A B C E

实训三

1. B　2. A　3. E　4. C　5. D　6. A　7. B　8. C　9. A　10. B　11. D　12. E　13. A　14. B　15. B　16. A　17. ABCD

实训四

1. D　2. E　3. D　4. E　5. C　6. B　7. B　8. C　9. C　10. C　11. A C D E　12. A C D E

实训五

1. B　2. E　3. C　4. E　5. A B D　6. C D E　7. A B C

实训六

1. E　2. A　3. E　4. C　5. E　6. C　7. B　8. D　9. E　10. B　11. C　12. C　13. C　14. D　15. D　16. B　17. E　18. B　19. A　20. C　21. D　22. B C D　23. A B C D

实训七

1. A　2. C　3. A　4. A　5. A　6. D　7. B　8. D

实训八

1. B　2. D　3. C　4. A　5. D

实训九

1. B　2. C　3. A B C

实训十

1. B　2. E　3. B　4. A B C D E

第三章

实训一

1. A　2. E　3. E　4. C　5. B　6. A B C E　7. A B D E

实训二

1. E　2. C　3. C　4. E　5. B　6. A B C E　7. A C D

第四章

实训一

1. D　2. A　3. E　4. AB　5. ABC

实训二

1. B　2. C　3. E　4. ABCDE　5. ABCDE

第五章

实验一

1. C 2. D 3. D 4. D 5. E 6. B 7. B 8. A 9. A 10. A 11. D 12. D 13. C 14. B C 15. A B D E

实验二

1. C 2. B 3. B 4. A C D E 5. A B D E

实验三

1. B 2. B 3. D 4. A B D 5. A C E 6. B D

第六章

实训一

1. C 2. D 3. D 4. E 5. A B C D 6. A B D

实训二

1. E 2. E 3. A B C D 4. A B D E

第七章

1. C 2. A B C D

第八章

1. D 2. A 3. A B C D E